MANUEL ECKARDT

Das 5-Minuten-Trampolin-Training

In 4 Wochen mehr Energie, Kraft und Ausdauer
Hochelastische Übungen mit dem Mini-Trampolin

4. Auflage

humboldt

Ein Programm, das wirklich jeder durchführen kann!

Der erste Ratgeber zum Thema Schwingen und dessen positive Auswirkungen auf Körper, Geist und Seele.

Den Alterungsprozess aufhalten – das Herz stärken.

Gleichgewichtssinn, Ausdauer und Beweglichkeit steigern.

Mehr Wohlbefinden, Energie und Zufriedenheit.

Ich arbeite als persönlicher Coach mit Ihnen an neuen, gesunden Gewohnheiten.

Mit Verknüpfung zu meinem kostenlosen Online-Video-Coaching und zur kostenlosen Trainings-App.

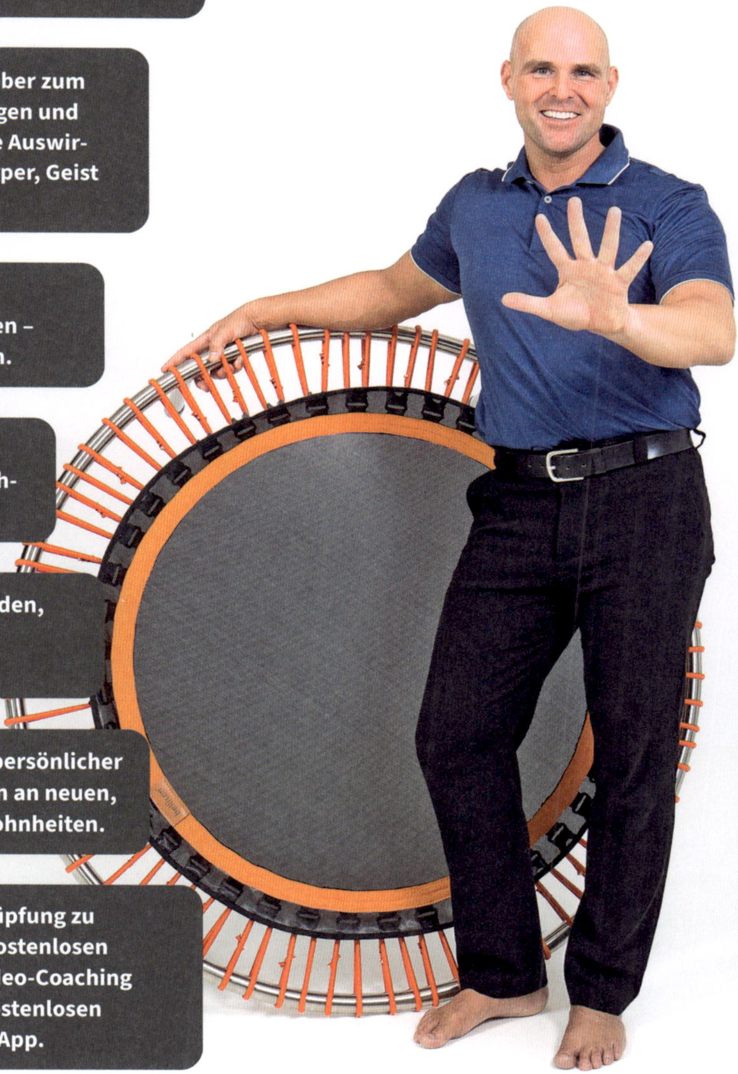

VORWORT

Liebe Leserin, lieber Leser,
wenn Sie das Geheimnis ewiger Jugend kennen würden, würden Sie es dann verraten? Ich kann Ihnen sagen, Sie könnten es in die Welt hinausposaunen – aber es würde nichts nützen! Warum? Weil Ihnen niemand glauben würde. Diese Erfahrung mache ich schon seit vielen Jahren: Man kann Menschen die Lösung für viele Probleme an die Hand geben, aber sie glauben es erstmal nicht: Weil sie nicht glauben können, dass es so einfach ist. Genauso verhält es sich mit dem Mini-Trampolin.

Erwachsene Menschen, die das Wort Trampolin hören, denken an ein Kindergerät, das zum Hüpfen gedacht ist. Natürlich können auch Kinder auf das Gerät. Dieses Buch widmet sich aber nicht den handelsüblichen Trampolinen, die in vielen Gärten stehen oder die man günstig im Internet erstehen kann. Hier geht es um ein medizinisch-therapeutisches Gerät, das quasi eine Wunderwaffe gegen alle Krankheiten und für eine optimale Gesundheit ist.

Doch in meinem Buch geht es nicht um Wunder, sondern es geht um Wissenschaft. Ich werde Ihnen aufzeigen, warum das Schwingen auf dem Mini-Trampolin so gut für uns ist. Am Ende dieses Buches wissen Sie mehr über Ihren Körper: Sie werden wissen, warum er Sie manchmal ärgert und was Sie dafür tun können, damit es Ihnen besser geht und Sie Ihre Gesundheit bis ins hohe Alter erhalten können.

Alle Ergebnisse, zu denen ich in den letzten Jahren intensiver Forschung gekommen bin, lassen nur einen Schluss zu: Es ist möglich, lange jung zu bleiben. Dabei hilft Ihnen das Schwingen auf dem Trampolin.

Den Körper und alles, was zu seinem reibungslosen Funktionieren beiträgt, zu verstehen, ist viel einfacher, als die meisten von uns denken. Wissenschaftler sind es gewohnt, komplexe Zusammenhänge zu erfassen, zu verstehen und genauso wiederzugeben: nämlich komplex. Das mache ich hier nicht. Ich erkläre Ihnen Zusammenhänge aus der Biochemie und der Biophysik einfach und verständlich. Das habe ich in über 16 Jahren Lehre als Wirtschaftswissenschaftler an einer Universität gelernt: komplexe Sachverhalte einfach und verständlich rüberzubringen. Es geht darum zu verstehen, wie nicht nur Sie selbst, sondern alle Ihre Zellen schwingen können und was Sie davon haben. Dieses Wissen über Ihren Körper wird Sie und Ihre Einstellung verändern.

Was ich Ihnen hier schildere, ist kein Trend. Das, was Sie aktuell im Internet und TV verfolgen können, dass nämlich Menschen mit Schuhen auf einem Trampolin herumhüpfen, ist ein Trend, der sich wieder legen wird. Denn man wird merken, dass das weder für die Gesundheit noch für die Fitness förderlich ist.

Apropos hüpfen: Wir hüpfen nicht, und wenn ich von Trampolin spreche, dann rede ich von Schwingen oder Gleiten. Darauf lege ich sehr viel Wert, weil gerade erwachsene Menschen beim Wort „hüpfen" immer gleich an ihre Gelenke denken und damit an ihr Alter und an ihren Rücken. Das führt zu unangenehmen Bildern im Kopf – dabei ist es gerade das, was das Training auf dem hochelastischen Mini-Trampolin ausmacht: ein Training, das die Gelenke *nicht* belastet, sondern sie schonend trainiert.

Sie erhalten mit diesem Buch einen Leitfaden zu mehr Gesundheit, Fitness, Wohlbefinden und Lebensqualität, denn das ist es, worauf es ankommt: Lebensqualität. Was nutzt uns unser Geld, wenn wir nicht mehr in der Lage sind, uns selbst die Schuhe zuzubinden? Was nutzt uns ein schönes Haus, wenn wir nicht in der Lage sind, die Treppen hinaufzusteigen?

An dieser Stelle möchte ich das Besondere an diesem Buch hervorheben. Dieses Buch ist interaktiv. Ich schreibe hier nicht nur diesen Text auf, damit Sie ihn lesen, sondern ich stehe Ihnen auch ab sofort mit Rat und Tat zur Verfügung. Wer meine anderen Bücher kennt, weiß bereits, dass ich zu jedem Buch ein kostenloses Online-Coaching anbiete, in dem ich mit Ihnen trainiere und Sie coache. Das Online-Coaching finden Sie unter www.give-me-five.tv. Dort wählen Sie einfach „Trampolin-Coach", und dann bin ich mit tollen Trainingsvideos und Informationsvideos für Sie da.

Die Trainingsvideos sind nicht nur zum Anschauen, sondern zum Mitmachen gedacht. Zusätzlich biete ich Ihnen eine kostenlose App, die Sie sich auf Ihr Mobilgerät laden können. So haben Sie das Training und die Infovideos immer dabei. Die Leser meiner anderen Bücher kennen das schon und wissen, dass ich zu meinem Wort stehe und tatsächlich für Sie da bin und Ihre Fragen beantworte.

So, los geht's! Lassen Sie sich von mir auf der schwerelosen Reise in und durch Ihren Körper begeistern, von der Einfachheit des Schwingens und der Einfachheit Ihres Körpers. Ich wünsche Ihnen Spaß beim Lesen und Erleben – denn dafür habe ich das Buch geschrieben und das Coaching entwickelt: zum Mitmachen!

Herzlichst Ihr

Manuel Eckardt

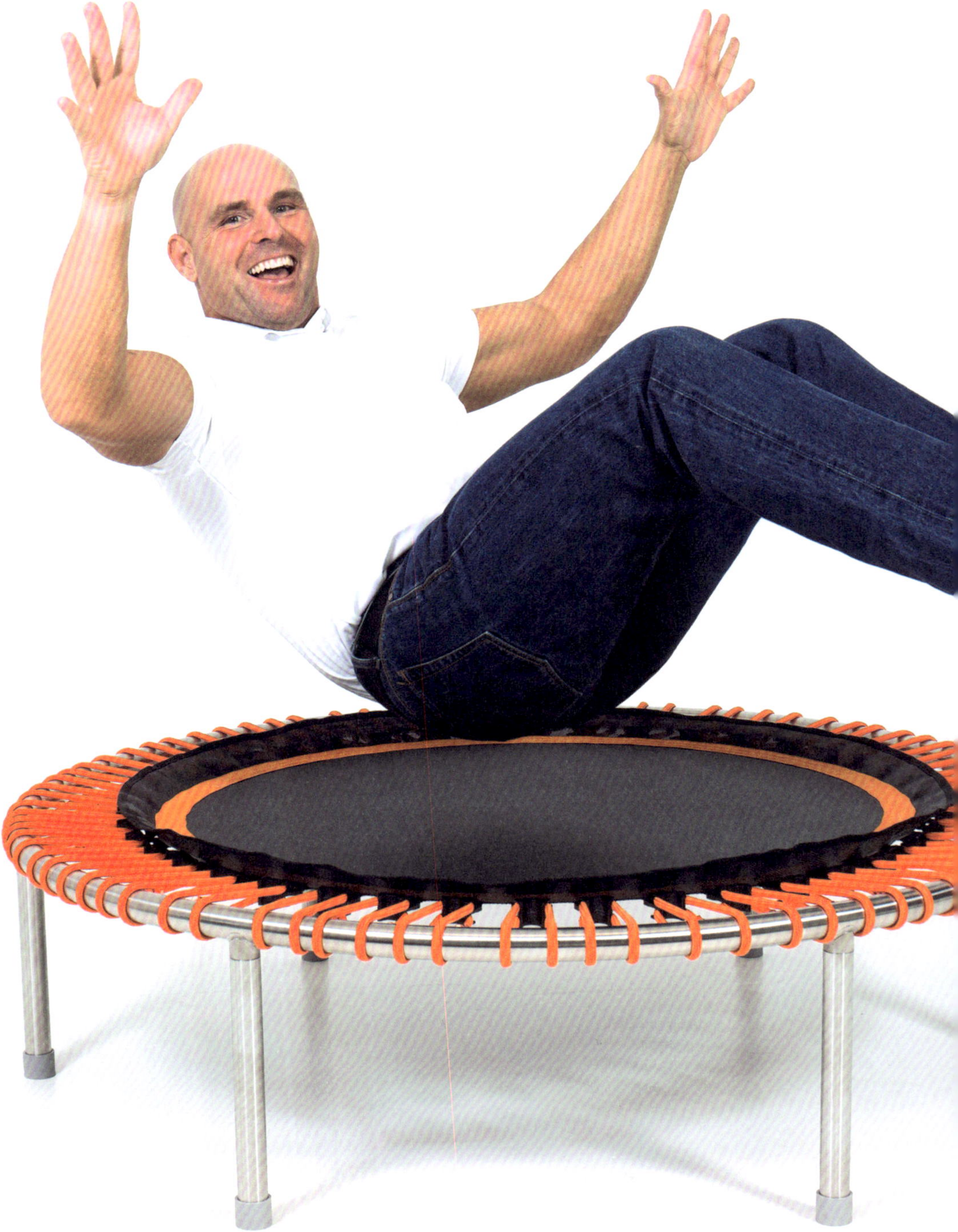

DAS MINI-TRAMPOLIN – MEHR ALS EIN SPORTGERÄT

Trampolin ist nicht gleich Trampolin. Was das Besondere daran ist, welche Arten von Trainingsgeräten es gibt und was das richtige Mini-Trampolin für Ihre Gesundheit leisten kann, erfahren Sie in diesem Kapitel. Schwingen Sie los!

Warum das Mini-Trampolin besonders ist

Sie kennen das bestimmt: Man kauft sich ein Trainingsgerät für zuhause, weil man etwas für sich tun will, und fängt hochmotiviert damit an. Nach kurzer Zeit knarrt das Gerät, irgendetwas hakt oder macht komische Geräusche. Oder der Körper zeigt auf einmal irgendwelche Reaktionen, von denen man nicht genau weiß, woher sie kommen. Oder die Motivation geht flöten, weil das Training langweilig ist. Oder es fehlt die Zeit oder die Geduld, man ist frustriert, weil es nun doch nicht das Richtige ist, und schon landet das neue Gerät hinterm Schrank oder im Keller.

Warum also jetzt ein Mini-Trampolin für zuhause? Besteht da nicht auch die Gefahr, dass das im Keller oder bei eBay landet? Weder das eine noch das andere wird geschehen. Sie werden das Gerät ein Leben lang nutzen und lieben. Denn die Suchtgefahr ist groß, und schon beim ersten Schwung werden Sie begeistert sein und feststellen, dass das etwas ganz anderes ist als ein Hometrainer, Stepper oder Walker.

Sollten Sie sich nun fragen, ob ein Mini-Trampolin überhaupt für Sie geeignet ist, möchte ich Ihnen sagen: Es ist für jeden geeignet. Bis auf ein paar kleine Ausnahmen, die Sie auf S. 92 nachlesen. Es gibt aber nur sehr wenige Gegenanzeigen, bei denen ich persönlich das Mini-Trampolin nicht einsetzen würde.

Warum ich davon überzeugt bin, dass dieses Trainingsgerät nicht in Ihrer Rumpelkammer verstauben wird? Weil es einfach ist und Sie nicht mehr loslassen wird. Das Mini-Trampolin lässt uns unser Gewicht vergessen, es lässt uns schwerelos werden. Es lässt uns entspannen und abschalten, und das von der ersten Sekunde an, die wir auf der Matte stehen und die Schwingung spüren. Es gibt kein Gerät auf dieser Welt, das dieses Gefühl erzeugt: dieses Gefühl, dass Gewicht und Gesundheitszustand absolut egal sind und es einem einfach nur gut geht.

Vergleichen Sie es mit einem Fahrrad-Ergometer oder mit einem normalen Laufband. Beides lässt uns beim Benutzen sofort unser Gewicht und unseren Fitnesszustand spüren: Beim Rad merken wir unser Gewicht auf dem Sitz, beim Laufen merken wir jeden Schritt in unseren Füßen und im Rücken. Kurz, wir spüren, welche Auswirkungen die Schwerkraft auf uns hat. Das gilt auch für alle anderen Trainingsgeräte auf dieser Welt: Wir spüren immer sofort unser Gewicht und werden dadurch jedes Mal mit unserem Gesundheitszustand und Fitnessgrad konfrontiert, da wir ja unser Gewicht erst einmal in Bewegung bringen müssen. Und genau das ist hier der Unterschied. Es ist völlig egal, wie schwer Sie sind oder wie fit oder wie alt. Die Effekte des Schwingens sind bei allen Menschen gleich, und jeder kann das Gefühl der Schwerelosigkeit erfahren, indem er sich einfach nur daraufstellt und anfängt zu schwingen – und ich meine hier nicht hüpfen!

Was ist der Unterschied zwischen hüpfen und schwingen? Beim Schwingen verlassen die Füße die Matte nicht und Sie haben immer Kontakt zum Gerät. Natürlich werden wir auch Übungen machen, bei denen wir den Mattenkontakt lösen, aber erst, wenn Sie sich sicher fühlen – und das ist immer nur eine Option und kein Muss. Alles, was ich Ihnen in diesem Buch beschreibe, funktioniert auch, ohne dass Sie die Füße von der Matte lösen.

Was macht ein gutes Mini-Trampolin aus?

Ein Trampolin besteht aus drei wesentlichen Elementen:

- einem Stahlrahmen auf Standfüßen,
- einem Schwungtuch oder einer Schwungmatte, die mit
- Stahlfedern oder Gummi-Seilringen

am Rahmen befestigt wird, so dass das Tuch bzw. die Matte leicht nachgibt und eine Schwingung zulässt, wenn man sich daraufstellt.

In der Regel sind Trampoline rund. Es gibt auch eckige Trampoline, von denen ich aber abrate, da diese ein Ungleichgewicht erzeugen und keine harmonische Schwingung zulassen, weil die Kraftverteilung auf der Matte nicht gleichförmig erfolgt. Dies merkt man erst, wenn man das Gerät längere Zeit nutzt.

Mini-Trampolin ist nicht gleich Mini-Trampolin, daher sollten Sie sich die Unterschiede bewusst machen. Wer am falschen Ende spart, kauft meist zweimal und hat am Ende mehr ausgegeben als notwendig. Im Folgenden beschreibe ich Ihnen in einem unabhängigen Vergleich die verschiedenen Modelle.

Stahlfedergeräte

Die verbreiteteste Form der Mini-Trampoline sind Stahlfedergeräte. Hier wird die Schwungmatte durch kleine Stahlfedern am Rahmen gehalten. Dazu müssen Sie Folgendes wissen: Stahl hat nur einen geringen Ausdehnungskoeffizienten. Das bedeutet, dass sich Stahl nur bis zu einem gewissen Punkt dehnt und dann abrupt stoppt. Dieses Stoppen erzeugt einen kleinen Schlag beim Eintauchen der Füße in die Matte. Das ist so, als würden Sie auf dem normalen Fußboden springen, mit dem Unterschied, dass Sie hier nur mit einer bestimmten Kraft wieder auf dem Boden aufkommen, der sogenannten g-Kraft, die von der Erdanziehungskraft bedingt wird.

Wenn Sie also auf dem normalen Fußboden springen, kommen Sie mit 1 g („g" als Einheit der Erdbeschleunigung, nicht zu verwechseln mit Gramm!) wieder auf dem Boden auf, das heißt, mit Ihrem ganzen Körpergewicht. Wenn Sie aber durch das Trampolin nach oben beschleunigt werden und dann auf der Matte aufkommen und durch den sogenannten Endanschlag der Stahlfedern abrupt gestoppt werden, wirkt eine viel größere g-Kraft auf Sie und Ihre Gelenke ein. Das kann bis zum Vierfachen Ihres Gewichts gehen, abhängig von Ihrer Schwunghöhe und der Intensität. Was dann dazu führt, dass Sie nach kurzer Zeit des Schwingens wegen Kopfschmerzen oder Gelenkschmerzen aufhören müssen. Muskeln verkrampfen, Gelenke bekommen unsanfte Schläge, und der Körper zieht sich unsanft zusammen. Warum sind die Stahlfedergeräte dann so beliebt? Die Antwort ist einfach: weil sie billig sind.

Jetzt fragen Sie sich bestimmt, warum Kinder-Trampoline und Garten-Trampoline Stahlfedergeräte sind und Kinder den ganzen Tag darauf herumhüpfen können, ohne derartige Beschwerden zu erleiden. Der Grund: Kinder sind in der Regel viel leichter als Erwachsene. Sie bringen durch das Hüpfen und Schwingen die Stahlfeder nicht bis zu ihrem Endanschlag. Sollte es ihnen doch gelingen, dann haben Kinder den Vorteil, dass sie noch sehr weiche Knochen und Gelenke besitzen, die den Aufprall absorbieren.

Ich möchte betonen, dass alles, was Sie hier in diesem Buch lesen, nicht mit einem Stahlfedergerät möglich ist.

Gummi-Seilring-Trampoline

Da Sie nun wissen, dass Stahl nicht die Lösung für eine harmonische Schwingung ist, kommen wir zu einem elastischen Material. Hier hat sich Gummi etabliert. Gummi ist nicht gleich Gummi und jedes Material hat einen anderen Ausdehnungskoeffizienten. Es gibt Gummiseile, die sehr stark sind, die sich nur wenig ausdehnen und die sehr schwer zum Schwingen zu bringen sind. Es gibt Gummiseile, die sehr weich sind, damit schwingt man schnell durch und kommt auf dem Boden an. Sie sehen, es ist nicht so einfach. Auch hier macht die Qualität den Unterschied. Man unterscheidet auch, ob es sich um ein einzelnes Gummiseil handelt oder ob es mehrere sind.

Ein-Seil-Mini-Trampoline

Wie kann man sich ein Ein-Seil-Trampolin vorstellen? Man nutzt ein sehr langes Gummiseil und zieht es abwechselnd durch die Matte und um den Rahmen, bis man einmal rum ist. Dann sollte die Matte in der Mitte justiert sein und eine harmonische

Schwingung erzeugen. Nur leider verschiebt sie sich gern mal während des Schwingens, und das führt zu einer sehr unharmonischen Schwingung. Aber nicht nur das, es führt auch zu einem unangenehmen Gefühl beim Schwingen, weil man immer spürt, dass die Matte nicht zentrisch im Gerät sitzt. Der Körper muss das dann ausgleichen. Sie können sich bestimmt den Spaß vorstellen, den man beim Schwingen hat, wenn man immer das Gefühl hat, „unrund" zu schwingen.

Die Abnutzung des einen Seils ist sehr stark und es leiert sehr schnell aus. Sie müssen den Seilring also recht häufig wechseln, wenn Sie das Gerät richtig einsetzen möchten. Warum sind diese Geräte trotzdem auf dem Markt und warum kaufen Menschen sie? Auch hier ist es der Preis, der den Unterschied macht. Diese Geräte sind günstiger und versprechen die gleichen Vorteile wie Qualitätsprodukte, und oft kennen Verkäufer oder Händler den Unterschied nicht. Da mache ich niemandem einen Vorwurf, denn das ist Erfahrungssache. Außerdem versuchen wir Menschen immer und überall zu sparen und trotzdem das Beste herauszuholen. Das ist auch völlig okay und verständlich, aber auch hier gilt wie bei den Stahlfedergeräten: Wer an der falschen Stelle spart, gibt am Ende das Geld zweimal aus.

Mehr-Seil-Mini-Trampoline

Einige Hersteller haben erkannt, dass es sinnvoll ist, die Matte mit mehreren Seilringen im Rahmen festzuspannen. Hier möchte ich noch einmal auf die Qualität und die Stärke der Ringe hinweisen: Nicht jedes Gummiseil dehnt sich gleich und erzeugt eine geeignete Schwingung. Dazu kommt die Aufhängung: Es ist wichtig, dass die Aufhängung, also der Punkt, wo die Matte mit dem Gummiseil am Rahmen befestigt wird, stabil und haltbar ist.

Es ist auch wichtig, in welchem Abstand die Aufhängungen angebracht sind, damit die Matte immer genau zentrisch im Rahmen gespannt ist, und zwar wegen der Sturzgefahr und der Gleichgewichtsverteilung. Ist die Matte nicht zentrisch im Rahmen verankert, kommt es zu Fehlbelastungen beim Schwingen, was unbedingt vermieden werden sollte. Das Schwingen sollte immer gleichmäßig erfolgen.

Das bellicon

Ich habe alle Mini-Trampoline auf dem Markt getestet und alles auf ihnen ausprobiert: Habe sie auf Standfestigkeit, Zugfestigkeit und Nutzbarkeit geprüft, aber kaum eines hat meinen hohen Anforderungen standgehalten. Zu denen, die mich überzeugt haben, gehört das Mini-Trampolin von bellicon. Diese Firma hat bei der Entwicklung und Konzeption einen extrem guten Job gemacht und erfüllt alle Standards und Anforderungen, um eine harmonische, hochelastische Schwingung zu erzeugen, die wir für all die Effekt, die ich Ihnen noch aufzeigen möchte, brauchen.

Was macht das bellicon so besonders? Die Gummiqualität, der Aufhängungsmechanismus und die Standfestigkeit des Gerätes sowie die Zentrierbarkeit der Matte sind für mich hier perfekt gelöst. Es hat eine angenehme Schwungmatte und eine Einzel-Seilring-Aufhängung, die dafür sorgt, dass die Matte immer zentrisch im Gerät bleibt. Die Seilringe können individuell auf Ihre Bedürfnisse angepasst werden. Es ist extrem stabil und kann für alle Formen des Schwingens genutzt werden. Die Standfestigkeit der Seilringe ist extrem hoch, und bei guter Nutzung und Pflege halten diese Gummi-Seilringe sehr lange. Sie können kinderleicht und sehr schnell ausgetauscht werden, wenn dies mal erforderlich sein sollte. Erfahrungsgemäß empfiehlt sich nach ca. zwei bis zweieinhalb Jahren ein neuer Seilring-Satz. Den Seilring-Satz kann man in zwei Minuten austauschen.

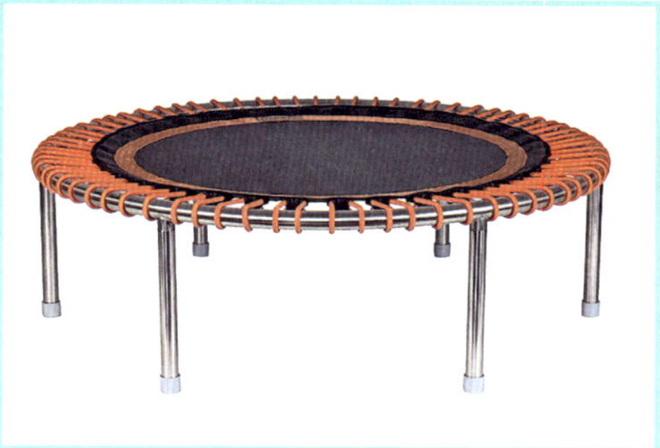

Die Seilringe sind hochelastisch und können sich bis zum Vierfachen ihrer Länge ausdehnen. Sie werden den Endpunkt der Ausdehnung also nie erreichen und bleiben somit immer in einer harmonischen Schwingung, ohne abruptes Stoppen. Sie werden immer wieder von allein nach oben geschwungen, ohne selbst viel Kraft einsetzen zu müssen, sondern nur durch leichtes Schwingen auf der Matte.

Es ist für mich das beste Trainingsgerät dieser Welt, weil es neben den ganzen gesundheitlichen Vorteilen, von denen ich Ihnen im Laufe des Buches berichten werde, auch noch unendlich viel Spaß bringt. Jeder kann auf diesem Mini-Trampolin schwingen, egal wie alt oder wie fit er ist, und das macht es meiner Ansicht nach zu dem am besten geeigneten Trampolin.

Tipp: Ihr Trampolin sollte mindestens 125 cm im Durchmesser haben, damit Sie alle Übungen und Effekte des Schwingens erleben können. Es gibt selbstverständlich kleinere Geräte, die ich aber nur empfehlen würde, wenn Sie wirklich nur wenig Platz haben.

Einfach schwerelos

Das Prinzip des Schwingens ist sehr einfach erklärt. Es geht um reine Physik! Wir wissen von Raumfahrtexperten und vor allem aus der praktischen Erfahrung von Astronauten, dass sich Körper in der Schwerelosigkeit ausdehnen – ganz einfach deshalb, weil auf der Wirbelsäule kein Druck mehr lastet. So ähnlich ist es auch auf dem Mini-Trampolin. Wir bewegen uns aufwärts, weg vom Boden und der Schwerkraft, aber kurz bevor wir uns wieder abwärts bewegen, sind wir für den Bruchteil einer Sekunde schwerelos. Das ist zwar nicht so lange wie bei einem Raumflug, aber immerhin etwas. Wenn wir wieder auf der Matte ankommen, werden wir harmonisch und sanft abgebremst. Auch das ist Physik: Die sogenannte Bremskraft sorgt dafür, dass sich unser Körper wieder zusammenzieht. Genau diese beiden Prinzipien sind es, die aus dem Schwingen auf dem Trampolin etwas Besonderes machen: Ausdehnen und Zusammenziehen – einfache, physikalische Prinzipien. Unser Körper dehnt sich aus und zieht sich zusammen, und das alles ohne negative Effekte auf unsere Gelenke.

Den Körper ins Gleichgewicht schwingen

Sie können sich das besser vorstellen, wenn Sie sich irgendwo am Körper anfassen, während Sie schwingen. Sie werden spüren, wie Muskeln sich ausdehnen und wieder zusammenziehen. Es fühlt sich wie ein Pumpen in der Muskulatur an. Und das, was Sie dort spüren, geschieht nicht nur in den Muskeln bzw. in der Muskelebene, sondern auch im Bindegewebe, es geschieht in der Lunge, im Herzen, in den Organen, im Gehirn. Es geschieht in jeder Zelle des Körpers. In jeder Zelle, und dies kann ich nicht oft genug sagen, denn welche Sportart oder welches Gerät kennen Sie, das so ein ultimatives Zelltraining darstellt? Ich kenne keine andere Sportart, die alle Zellen trainiert.

Das Schwingen auf dem hochelastischen Mini-Trampolin trainiert also jede Zelle in unserem Körper, und das sind bekanntermaßen weit über 100 Billionen, oder anders ausgedrückt 101^{4}, eine Zehn mit 14 Nullen! Das liest sich nicht nur unglaublich, es ist unglaublich. Sie werden sehr bald ein Kribbeln unter der Haut spüren, das bei etwas intensiverem Schwingen entsteht, aber bitte keine Angst, das ist nur, weil jede Zelle mit Sauerstoff angereichert wird. Wie das geschieht, schildere ich Ihnen jetzt.

Stellen Sie sich auf Ihr Gerät. Einfach nur stehen und Ihre Mitte, Ihr Gleichgewicht finden. Lassen Sie die Arme locker hängen. Nehmen Sie dann mit dem Daumen und dem Zeigefinger der rechten Hand den linken Bizeps (siehe Abb.). Drücken Sie leicht den Bizeps zwischen Ihren Fingern und fangen Sie dann an zu schwingen. Sie werden merken, dass der Bizeps anfängt zu „pumpen". Er spannt sich an und löst sich wieder.

Das ist etwas ganz Besonderes, denn wer sich auskennt, der weiß, dass der Bizeps ein Zugmuskel ist. Er spannt sich nur an, wenn Sie den Arm beugen. Jetzt tut er das, aber im ausgestreckten Zustand und nur durch das Schwingen.

Noch ein Beispiel gefällig? Bleiben Sie wieder ruhig stehen. Strecken Sie bitte den linken Arm waagrecht aus. Nehmen Sie dann die rechte Hand auf den Schulterkopf (siehe Abb.). Sie müssten nun spüren, dass dieser vollständig angespannt ist. Sie spüren die angespannte Schulter. Lassen Sie die Hand dort und fangen Sie langsam an zu schwingen. Sie werden spüren, wie die angespannte Muskulatur nachspannt!

Lassen Sie den Arm nun fallen und legen Sie sich eine Hand auf den Nacken. In der Regel haben alle Menschen Nackenverspannungen. Sie müssten spüren, wie selbst die Nackenverspannung anspannt, loslässt, anspannt, loslässt. Sie spüren, dass sich was tut, obwohl Sie gar nicht bewusst aktiv wer-

Der Bizeps-Test

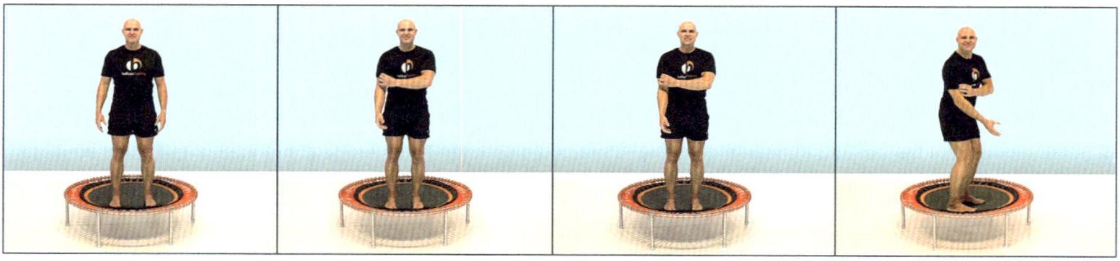

Der Schulter-Test

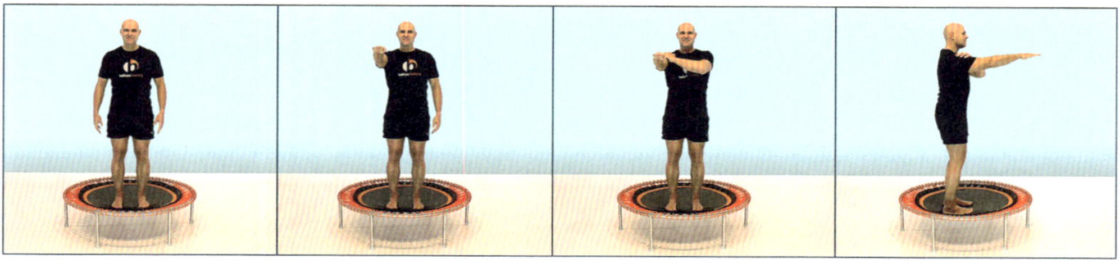

den, sondern einfach nur eine Schwingung erzeugen.

Sie können jetzt alle Körperteile durchgehen und anfassen, dabei schwingen und spüren, und Sie werden merken, alles ist in Bewegung, obwohl Sie nichts bewusst anspannen. Aber das ist eigentlich nicht die Sensation. Das, was Sie auf Muskelebene spüren, ist nur ein Teil des großen Ganzen. Das, was auf Musekelebene geschieht, geschieht auch auf Organebene, im Hirn, im Darm, im Bindegewebe und in jeder Zelle Ihres Körpers: Alles spannt an und lässt wieder los.

Ich werde später noch genauer auf diesen Effekt eingehen. Im Moment ist mir nur wichtig, dass Sie direkt am Anfang verstehen, dass das, was wir tun, Auswirkungen auf alles in Ihrem Körper hat und mehr ist als Hüpfen, Schwingen oder Trainieren.

Das Trampolin wird vieles in Ihrem Leben los-schwingen, vieles lösen und vieles ins Gleichgewicht bringen. Hört sich komisch und etwas esoterisch an, wenn Sie aber die Biochemie und die Biophysik, die dahinter steckt, verstehen, dann wissen Sie, dass die Schwingung viel mehr ist als nur eine Trainingsform.

Der Schwamm-Effekt

Stellen Sie sich vor, Sie nehmen einen ganz normalen, trockenen Küchenschwamm und tauchen ihn in das Spülbecken voller Wasser. Was passiert? Wenn Sie den Schwamm unter Wasser tauchen und ihn dann loslassen, wird er sofort an die Wasseroberfläche treiben und dort bleiben, ohne sich vollzusaugen. Wenn Sie aber den Schwamm unter Wasser mit der Hand drücken, entsteht ein Sog-Effekt im Schwamm und er fängt an, sich mit Wasser vollzusaugen. Je öfter Sie drücken, umso mehr saugt er sich voll.

Dieser Schwamm-Effekt ist der Grund, warum Sie beim Schwingen überall ein Kribbeln verspüren. Jede Ihrer Zellen saugt sich bei jeder Schwingung mit allem voll, was sie braucht, und dabei ist es egal, wie hoch Sie schwingen. Jede Zelle dehnt sich aus und zieht sich wieder zusammen, dabei entsteht in jeder Zelle ein Sog, der für eine Anreicherung der Zellen mit Wasser, Blut, Sauerstoff und Nährstoffen sorgt – und das alles völlig gelenkschonend und ohne Anstrengung. Ich werde Ihnen in diesem Buch den Schwamm-Effekt im Zusammenhang mit den Bandscheiben noch näher vorstellen und Ihnen all die positiven Auswirkungen schildern, die auf ihn zurückzuführen sind. Wichtig ist mir zunächst, dass das Prinzip, um das es hier geht, klar wird. Dass auch Ausdauer und Muskeln trainiert werden, sind für mich nette Nebeneffekte des Schwingens. Für mich steht aber eine viel größerer Ebene im Vordergrund, und das ist die Zellebene.

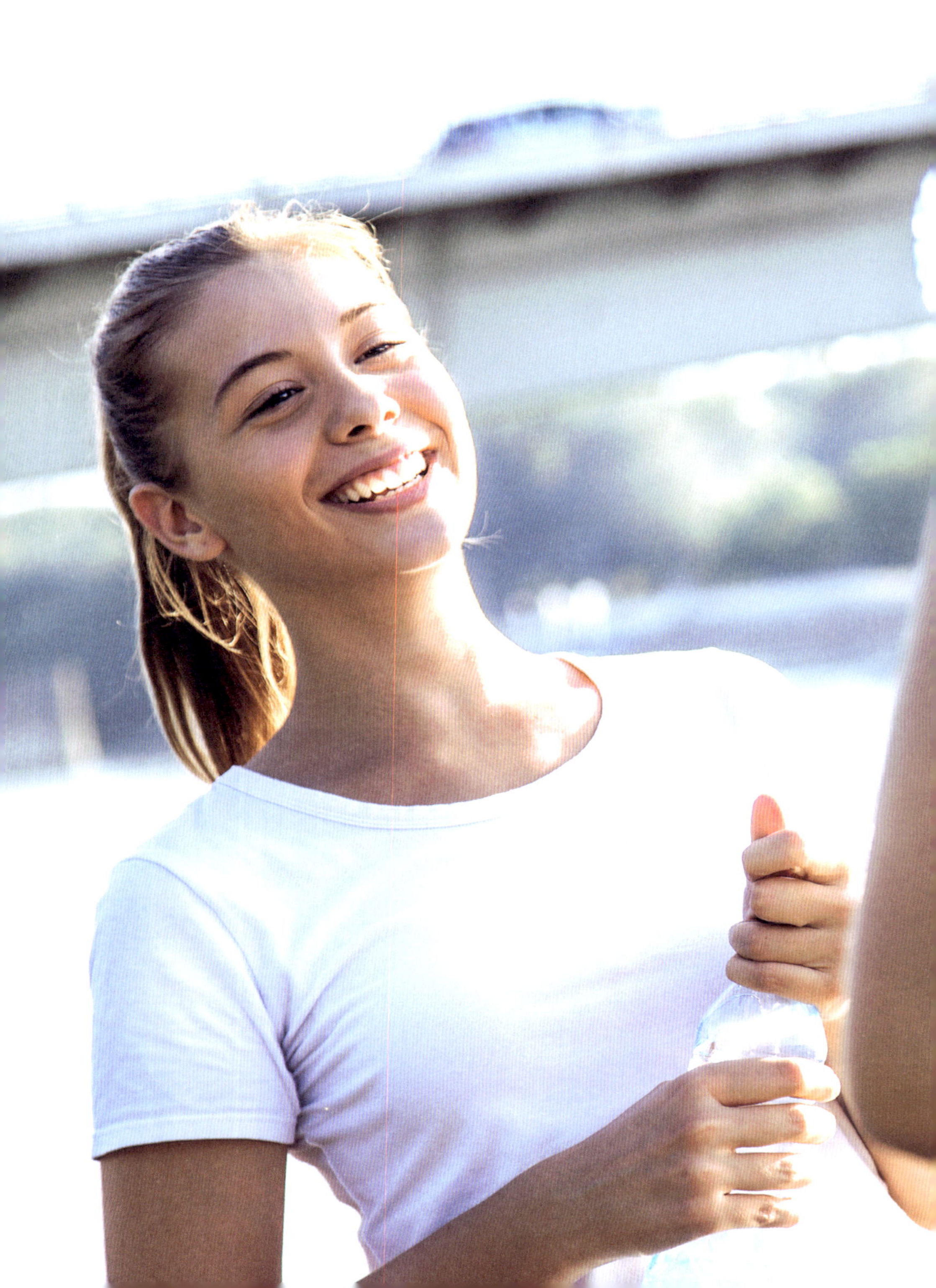

UNSER KÖRPER – EIN KOMPLEXES SYSTEM

Um zu verstehen, warum das Schwingen auf dem Trampolin so effektiv ist, tauchen wir hier in die Geheimnisse des menschlichen Körpers ein. Sie erfahren etwas über die Funktionsweise unserer Zellen und unseres Herz-Kreislauf-Systems, die Rolle einer guten Sauerstoffzufuhr und die herausragende Wichtigkeit von Wasser für uns.

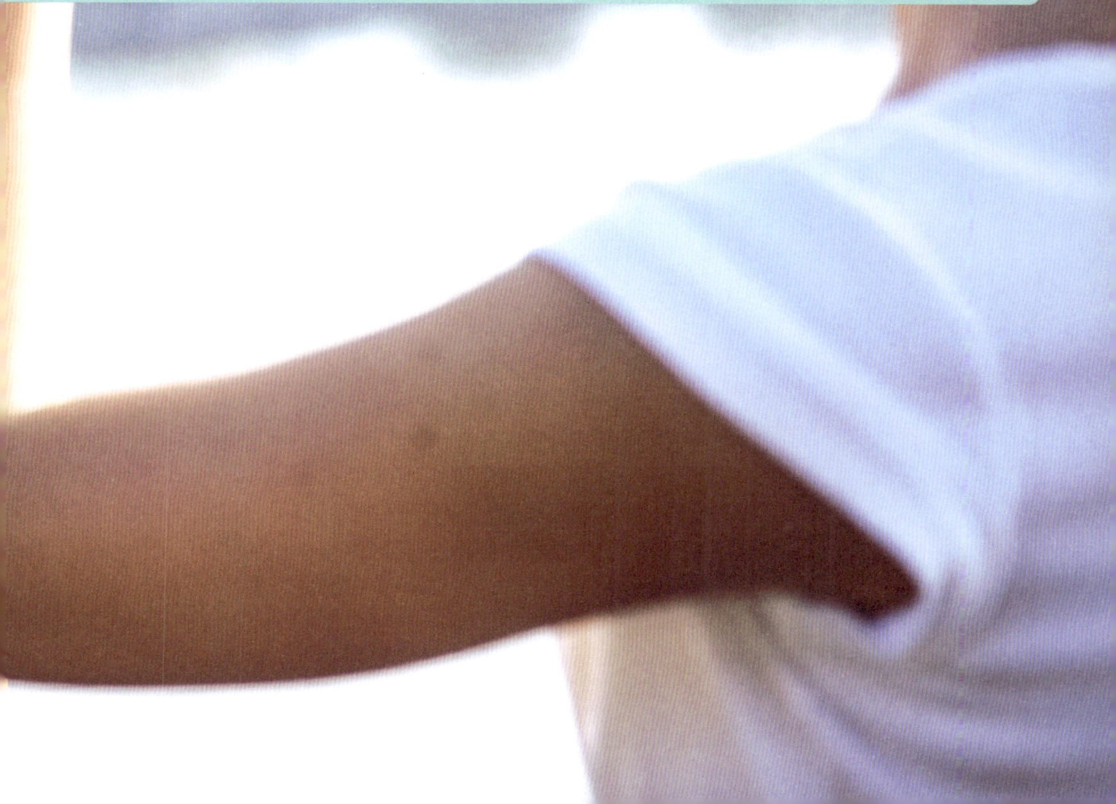

Die Zellen – unser Grundbaustein

Die Zelle ist der Grundbaustein sämtlicher Organismen und damit Ausgangspunkt jedes Lebewesens auf dem Planeten Erde. Diese winzigen, selbstständig arbeitenden Einheiten bewältigen tagtäglich in unserem Körper Aufgaben von immenser Komplexität. Ich möchte an der Stelle nicht tiefer gehen, also nicht bis zu den Atomen, Ionen, Protonen, Kationen unseres Körpers, sondern möchte bei einer für uns gerade noch vorstellbaren Größe bleiben – der Zelle.

Ein kleiner Vorstoß in die subzellulären Strukturen sei mir an der Stelle aber erlaubt, vielleicht sehen Sie ja eine Analogie: Wenn wir in die kleinsten Einheiten gehen, also noch kleiner als Atome, dann reden wir von Wellen bzw. Schwingungen. Oder anders ausgedrückt: Ganz weit heruntergebrochen sind wir ein großes Bündel aus Wellen und Schwingungen. Ich glaube, dass darin das Geheimnis des Trampolins liegt: Es bringt unser menschliches System ins Gleichgewicht und sorgt dafür, dass beim Schwingen alles in Einklang kommt. Das mag esoterisch klingen, dabei bin ich schließlich Wissenschaftler und konzentriere mich auf Fakten und Tatsachen, aber dieser Gedanke ist faszinierend, oder?

Gesunde Zellen – gesundes Leben

Lassen Sie uns also als kleinste Einheit zunächst die Zelle festlegen, eine Art Kugel mit einem Kern und einer Füllung aus Flüssigkeit. Jede Zelle hat eine Aufgabe. Einen Verbund aus vielen Zellen nennt man Gewebe. Gewebe unterscheidet man in verschiedene Arten und Aufgaben. Verschiedene Gewebe bilden dann unter anderem Organe, die die unterschiedlichsten Funktionen haben und im Zusammenschluss den ganzen Organismus bilden. Ausgangspunkt allen Lebens ist jedoch die Zelle, die im Prinzip alle Fähigkeiten besitzt, um lebensfähig zu sein. Unsere Zellen sind der Schlüssel zu einem gesunden und langen Leben. Wer auf die kleinste Einheit in seinem System achtet, wird lange Freude an sich und seinem Körper haben.

Wenn Sie jetzt denken, dass ich mir das alles ausgedacht habe: Weit gefehlt. Der Pathologe Rudolf Virchow (1821–1902) wusste bereits: „Das Wesen der Krankheit ist die pathogen veränderte Zelle“, also eine Zelle, die durch Krankheit verändert ist. Er hatte erkannt, dass wir gesund bleiben, wenn wir die kleinste Einheit gesund halten – und das gewährleistet man am besten, wenn man die Zelle immer mit dem Optimum versorgt: Blut, Sauerstoff, Wasser und Elektrolyte. Und genau das machen wir, wenn wir schwingen.

Der Alterungsprozess – wenn die Nährstoffspeicher leer sind

Im Lauf der Jahre verändern sich nicht nur die Lebensumstände. Auch unser Körper wandelt sich: Eigentlich beginnen wir bereits mit dem Tag der Geburt zu altern. Aus medizinischer Sicht setzt der Alterungsprozess etwa ab dem 30. Lebensjahr ein – bei manchen früher, bei anderen später. Auf den Alterungsprozess haben viele verschiedene Faktoren Einfluss. So ist das Altern zum Teil durch die Gene bestimmt. Aber auch unser individueller Lebensstil wirkt sich auf das Älterwerden aus, also zum Beispiel, ob wir genug Schlaf bekommen, wie wir uns ernähren, ob wir rauchen oder Alkohol trinken. Komplett stoppen lässt sich das Altern zwar nicht – wir können selbst jedoch einiges unternehmen, um den Alterungsprozess zu verlangsamen. Der Prozess des Alterns verläuft bei allen Menschen grundsätzlich gleich, egal wie alt sie sind. Wenn Sie ihn kennen, dann halten Sie die Möglichkeiten, ihn zu verlangsamen, aufzuhalten und rückgängig zu machen, in der Hand.

Wir wachsen, bis wir ungefähr 20 Jahre alt sind. In den ersten 20 Jahren bekommen wir in der Regel mehr Nährstoffe, als unser Körper in Summe braucht, deshalb kann er wachsen und Substanz aufbauen, seine Speicher bilden und diese auffüllen. Ab 20 ändert sich unser Leben: Wir sind mit der Schule fertig, unser Leben, unsere Tagesabläufe und Gewohnheiten ändern sich. Wir essen anders. Wir schlafen anders. Wir bewegen uns anders. Ich denke, bis hierhin können Sie dem Geschilderten zustimmen. Nachdem wir ausgewachsen sind, verändert sich etwas; der Körper baut seine Speicher nicht weiter auf und füllt sie, sondern er muss sehen, wie er mit dem „Defizit" zurechtkommt. Nur die Fettspeicher füllt er meist weiter auf, aber das ist ein anderes Thema, auf das ich im Kapitel über unseren Fettstoffwechsel eingehen werde.

Durch die Geschichte seiner Evolution ist der moderne Mensch darauf vorbereitet, mit Defiziten auszukommen. Der Körper ist eine sensationelle „Maschine", der sich jeder Situation optimal anzupassen versucht, und meist gelingt das auch. Wenn eine Maschine aber über längere Zeit ohne die richtigen Bausteine, Schmierstoffe oder Kühlmittel läuft, kann sie nicht mehr ihre volle Leistung bringen. Das Gute ist, dass diese Maschine, die wir Körper nennen, sehr gut verzeihen kann. Sie ist so konstruiert, dass sie Speicher wieder auffüllen kann. Sie kann viele Dinge reparieren, wenn man ihr die richtigen Bausteine zur Verfügung stellt. Vieles in unserem Körper ist reversibel, also umkehrbar.

Wir benötigen aber nicht nur Nahrung, also die Grundbausteine wie Eiweiß, Kohlenhydrate und Fett, sondern wir brauchen auch Vitamine, Spurenelemente und Mineralien. Machen Sie sich immer bewusst: Sie brauchen nicht viel zum Überleben. Nur sind irgendwann die genannten Speicher leer, und dann fängt der Körper an zu verfallen und abzubauen. Mir ist bewusst, dass unser Körper mit nur einer Scheibe Brot und Käse am Tag oder selbst mit Fastfood überleben kann, aber darum geht es mir nicht. Mir geht es darum, dass Sie mehr von sich erwarten und auch mehr für Ihre Gesundheit tun möchten, sprich, dass Sie Ihrem Körper das Optimum geben möchten. Dabei braucht bei Weitem nicht jeder Mensch genau das Gleiche wie ein anderer. Es kommt immer darauf an, wer Sie sind. Ich werde an späterer Stelle darauf zurückkommen.

In unseren Zwanzigern leben wir von den Speichern, die wir uns in den ersten 20 Jahren geschaffen haben. Diese reichen, bis wir etwa 30 Jahre alt sind. Ab 30, so der Stand der Wissenschaft, beginnt der körperliche Verfall. Wir wissen, dass unser Körper von der Natur eigentlich nur auf ca. 30 Jahre ausgelegt wurde. Dass wir älter werden, haben wir den modernen Umständen und den Fortschritten auf den Gebieten der Medizin und Hygiene zu verdanken. Was ist aber, wenn diese Nährstoffspeicher sich leeren? Was ist, wenn die Prozesse des Körpers nicht mehr anständig laufen? Dann sind wir auf Abbau programmiert. Unser System spart, wo es nur kann, und versucht weiter von seinen noch vorhandenen Speichern zu leben. Es beginnt ein Zerfallsprozess, der so langsam verläuft, dass wir ihn nicht bemerken, denn der Körper hat eines sehr wohl in der Evolution gelernt, nämlich das Überleben in der Not. Er hat dafür Speicher angelegt, die er in der Not anzapfen kann, Speicher für Fett, Eiweiß und Kohlenhydrate, also Zucker.

Alles, was wir zu uns nehmen, kann der Körper also entweder direkt verwerten, verbrennen und nutzen oder er speichert es oder er scheidet es aus. Das beste Beispiel ist Fett. Sobald der Körper zu viel Fett über die Nahrung aufnimmt und es nicht verbrannt wird, speichert er es in den Fettzellen. Das Gleiche gilt für fast alle Mineralien, Vitamine und Spurenelemente. Mineralien, Spurenelemente und Vitamine speichert er in den Zellen, in den Haaren, in den Knochen, in den Zähnen, im Bindegewebe und, und, und ... die Liste ist sehr lang, aber das sind die wichtigsten Speicher, die wir haben.

Stellen Sie sich nun Folgendes vor: Sie bauen und füllen diese Speicher in Ihren ersten 20 Jahren aus und auf. Den Rest Ihres Lebens zehren Sie von diesen Speichern. Sie achten nicht auf eine ausreichende Zufuhr von Mineralien, Salzen,

Elektrolyten. Irgendwann sind die Speicher leer. Können Sie sich vorstellen, was dann geschieht? Ein sehr anschauliches Beispiel findet man bei Männern. Männer, die in den Zwanzigern körperlich aktiv waren und die nicht auf eine ausreichende Versorgung von Flüssigkeit und Nährstoffen geachtet haben, verlieren in den Dreißigern und Vierzigern die Haare, weil Haare und deren Wurzeln einer unserer Speicher sind. Geht dieser Mineralspeicher zur Neige, fallen die Haare aus. Das gilt übrigens nicht nur für Männer. Achten Frauen nicht auf eine ausreichende Wasser- und Nährstoffversorgung und sind körperlich sehr aktiv, dann sind sie ebenso von Haarausfall betroffen wie Männer. Das gilt nicht nur für die Haare, sondern auch für viele Zivilisationskrankheiten. Auch eine Bindegewebsschwäche (Cellulite) oder Knochenschwund (Osteoporose) können die Folge sein. Nur werden diese leider nie in diesem Kontext gesehen.

Viele Menschen denken, dass schwaches Bindegewebe oder Haarausfall reine Vererbung seien. Aber nur weil die Eltern so aussehen, ist es nicht selbstverständlich, dass man irgendwann auch so aussieht wie seine Eltern. Denn wenn man es genauer betrachtet, wird nicht Haarausfall oder Cellulite vererbt, sondern die Verhaltensmuster der Eltern. Man isst, trinkt und bewegt sich wie seine Eltern, so wie man es anerzogen bekommen hat. Fragen Sie sich einmal, welche Verhaltensmuster Sie von Ihren Eltern übernommen haben. Wenn Ihre Eltern kerngesund und fit sind und Sie sind es auch, dann ist alles bestens, denn Sie haben gute Verhaltensmuster übernommen.

Sollte es sich anders verhalten, ergreifen Sie rechtzeitig Gegenmaßnahmen. Mit diesem Buch haben Sie den ersten Schritt in die richtige Richtung getan. Programmieren Sie Ihre Gene neu. Wenn Sie meinen, dass das Unsinn ist, dann recherchieren Sie mal im Internet unter „Epigenetik“. Sie werden staunen, was alles an Veränderung möglich ist. Wir sind nicht die Opfer unserer Gene!

Aktivieren Sie Ihre Zellen!

Was hat dies mit Ihren Zellen zu tun und vor allem mit dem Thema Trampolin? Durch meine langjährigen Forschungen und Studien im Bereich Körper, Medizin und Bewegungstherapie bin ich auf viele Ansätze gestoßen, die unseren Alterungsprozess und unsere Zellversorgung angehen.

Über 100 Billionen Zellen bilden einen Menschen. Wir sind, so betrachtet, ein Zellhaufen, der von Gewebe zusammengehalten wird. Können Sie sich vorstellen, was passiert, wenn jede dieser 100 Billionen Zellen aktiviert wird, was da für eine Energie im Körper entsteht? Wenn Sie schwingen, dann schwingt jede einzelne Zelle in Ihnen, und das macht das Trampolin so besonders.

Ich habe Ihnen geschildert, warum wir altern: Wir altern, weil unsere Zellen sich aufzehren. Weil sie weder ausreichend mit Nährstoffen versorgt werden noch hinreichend bewegt werden. Bewegung ist der Schlüssel, und Bewegung auf Zellebene hat viel mehr Vorteile, als man vordergründig erkennen kann. Bevor ich aber nun Zelle und Schwingung für Sie verbinde, möchte ich Ihnen darstellen, was so besonders an der Zelle und deren Versorgung ist. Denn genau das ist es, worauf es eigentlich ankommt: Zellaktivierung.

Zellen bewegen sich wie gesagt in einer Größe, die man sich kaum mehr vorstellen kann, so klein sind sie und mit bloßem Auge gar nicht sichtbar. Man kann sie nicht anfassen und spüren, erst in der Gesamtheit werden sie spürbar. Und in dieser Gesamtheit schwingen Sie auch, wie Sie später, wenn Sie es selbst ausprobieren, erfahren werden.

Zellen altern, Zellen verfallen und Zellen werden zerstört. Das ist der Kreislauf des Lebens. Kann man diesen Zerfallsprozess verlangsamen? Kann man ihn stoppen? Ich meine ja, und zwar mit dem Trampolin. Aber bevor ich das hier wie Hexenwerk klingen lasse, möchte ich Ihnen den Zellstoffwechsel vereinfacht erklären, damit Sie sehen, dass das, was auf dem Trampolin geschieht, keine Hexerei ist, sondern wirklich wissenschaftlich erklärbar.

Unsere Zellen haben nur eine begrenzte Lebensdauer. Warum? Weil wir eine Verbrennungsmaschine sind. Unser Herz ist unser Motor und unser Gehirn ist ein Stromgenerator. Beides braucht und erzeugt Energie. Und wie wir aus der Technik und der Physik wissen, wird bei jeder Energieerzeugung und bei jedem Energieverbrauch etwas verbrannt. Zum einen ist das die Nahrung, die wir zu uns nehmen, zum anderen sind das unsere gespeicherten Reserven. Sollten wir weder ausreichend gute Nahrung noch ausreichend gute Speicher haben und somit unsere Zellen nicht mehr ordentlich versorgen, pflegen und schützen, dann „verbrennen" sie sich selbst.

Genau das geschieht beispielsweise bei falscher sportlicher Betätigung. Sobald wir unsere Muskeln „anwerfen" und damit Energie erzeugen, wird etwas verbrannt. Die Energie aus der Muskelkraft kommt in erster Linie aus den Glykogenspeichern, also der Nahrung. Die Glykogenspeicher sind die Zellen, in denen der Zucker, also die Kohlenhydrate gespeichert werden. Wenn diese Zellen leer sind, dann geht der Körper bei konstanter Belastung an andere Speicher, denn irgendwoher muss er ja

„Treibstoff" bekommen, um Leistung zu erzeugen. Wenn wir Glück haben, nimmt er die benötigte Energie aus den vorhandenen Fettzellen, wenn wir Pech haben, nimmt er sie aus den Muskelzellen, er verbrennt also Muskeln.

So verwertet der Körper Nährstoffe

Wenn wir wissen, was der Organismus benötigt, um zu funktionieren, dann wissen wir auch, wie der Zellstoffwechsel funktioniert. Der Organismus ist eine geniale Maschine, die aber mehr braucht, als viele Menschen denken. Das Wunderbare oder auch das Gefährliche ist, dass sie trotz Unter- und Fehlversorgung funktioniert. Essen Sie nur Zucker und füllen Sie in Ihren „Tank" nur Kohlenhydrate, dann funktioniert Ihr Motor trotzdem. Das liegt daran, dass die Zellen in erster Linie Kohlenhydrate, also Zucker, verbrennen.

Was der Körper nicht so gern verbrennt, sind Proteine. Diese „brennen" nicht so gut. Der Organismus bzw. die Zelle müssen erst einen Umweg machen, um Proteine brennbar zu machen. Merken Sie sich diesen Satz: „Proteine sind für den Körper zu wertvoll, um sie zu verbrennen!" Er wird Proteine erst verbrennen, wenn die Zuckerspeicher leer sind, und dann sind in diesem Fall unsere Muskeln dran.

Zum Schluss, da es für den Organismus sehr schwer ist, generiert er Energie aus Fettzellen. Dazu sollten Sie sich ebenfalls einen Satz aus der Sport- und Ernährungswissenschaft merken: „Fette verbrennen im Feuer der Kohlenhydrate." Das bedeutet, wenn Sie an einer Fettverbrennung interessiert sind, dann müssen Sie gute Kohlenhydrate zu sich nehmen und aktiv werden.

Zellen gewinnen also in erster Linie Energie aus Zucker. In zweiter Linie aus Proteinen (unseren Muskeln), und zum Schluss werden erst die Fettzellen zur Energiegewinnung bereitgestellt – und auch nur dann, wenn unser Körper noch genug „Feuer" aus Zucker hat.

Ich fasse kurz zusammen: Egal was Sie tun, wie Sie sich bewegen, denken, atmen: Immer wird irgendwas in Ihrem Körper verbrannt. So lange Ihr Herz schlägt, wird Treibstoff in Energie umgewandelt. Aber: Wir können unsere Zellen schützen und vor der Zerstörung bewahren. Die Aktivierung der Zellen erfolgt durch Bewegung, denn bei Bewegung fordern die Zellen Nährstoffe, Sauerstoff und Wasser – all das, was die Zelle für ihren Erhalt braucht. Werden Zellen nicht aktiviert, dann sterben sie jeden Tag ein bisschen ab. Hierzu ein Beispiel: Jemand liegt für längere Zeit im Krankenhaus und kann das Bett nicht verlassen. Er kann weder aufstehen noch sich bewegen. Wie sieht diese Person nach drei Wochen Liegen und Krankenhauskost aus? Hatten Sie vielleicht schon selbst mal den Arm oder das Bein in Gips? Wissen Sie, wie das nach sechs Wochen aussieht? Ja, dünn. Weil die Muskeln, besser gesagt die Zellen, keine „Aktivierungsinfo" bekommen haben und sich auf „Abbau" eingestellt haben. Immer wenn Zellen nicht aktiviert, also mit Sauerstoff und Nährstoffen versorgt werden, dann verkümmern sie, bis hin zur vollständigen Auflösung.

Kurzum, das Geheimnis liegt darin, den Zellen zu sagen, dass sie gebraucht werden und dass man sie permanent mit Nährstoffen und Sauerstoff versorgt. Das Schwierige dabei ist, dass man im normalen Leben nicht alle Zellen so einfach erreicht und eine vollumfängliche Aktivierung ohne ein Trampolin gar nicht möglich ist. Den Effekt, den ich Ihnen weiter oben beschrieben habe, dass die Zelle sich durch das Schwingen ausdehnt und wieder zusammenzieht und dadurch ein „Unterdruck" in der Zelle entsteht, der für einen Sog sorgt, so dass die Zelle alles anzieht, was sie braucht, ist nur durch das Schwingen auf einem hochelastischen Mini-Trampolin möglich.

Zellen brauchen Nährstoffe, Sauerstoff und Bewegung

Wenn wir von Zellen sprechen, dann sprechen wir in einer größeren Dimension von Ihren Organen und Ihrem Organismus. Gehen wir dann noch eine Dimension höher, dann sind wir auf der Skelett- und Muskelebene, und am Ende reden wir darüber, was Ihr Körper im Ganzen braucht. Alles, was Ihre Zellen brauchen, sind Nährstoffe, Sauerstoff und Bewegung. Denn nur durch Bewegung gelangen die Nährstoffe und der Sauerstoff an die richtigen Stellen im Organismus, also in die Zellen. Der Nährstofftransport erfolgt ausschließlich über Bewegung. Selbst wenn im Extremfall nur noch das Herz und die Atmung funktionieren, werden dort Muskeln aktiviert, die die Zellen weiter versorgen. Bewegungslosigkeit und Stillstand führen früher oder später zum Tod. Nicht umsonst hat der griechische Philosoph Aristoteles schon vor über 2300 Jahren gesagt: „Das Leben besteht in der Bewegung." Darin steckt viel Wahrheit. Lassen Sie den Satz wirken, und Sie werden erkennen, dass er recht hatte.

Aus diesem Grund bin ich ein absoluter Befürworter des Trampolins, denn es aktiviert und bewegt jede Zelle und fördert den Nährstofftransport selbst in die abgelegenste Ecke Ihres Körpers.

Wir fassen zusammen: Aktivieren wir, wie auch immer, Zellen, verbrauchen diese Nährstoffe. Sobald Zellen sich bewegen, erzeugen sie Energie. Zellen sind alleinlebensfähige Organismen, kleine Motoren sozusagen. Sorgen wir nicht für eine ausreichende Nährstoffversorgung, verzehren sich die Zellen selbst. Dabei ist nicht nur auf Makronährstoffe zu achten, sondern auch auf Mikronährstoffe. Was sich genau dahinter verbirgt, und was Ihnen diese Nährstoffe nützen, schildere ich Ihnen weiter hinten im Buch.

Für alle Prozesse in Ihrem Körper brauchen Sie zusätzlich zwei Elemente, ohne die ein Leben und somit ein funktionierender Organismus nicht möglich wäre: Wasser und Sauerstoff. Ohne diese Elemente kann Ihr Körper nicht existieren. Sie können maximal drei Minuten (wenn Sie gut sind, fünf Minuten) ohne Sauerstoff sein, bevor bleibende Schäden entstehen, und drei Tage ohne Flüssigkeit, bevor es an Ihre Existenz geht. Wir brauchen Wasser und Sauerstoff, weil der Zellstoffwechsel nur funktioniert, wenn die Nährstoffe über unsere Blutbahn und über unseren Wasserkreislauf transportiert werden können. Nährstoffe diffundieren in die Zellen und liefern der Zelle somit Energie. Das Wasser sorgt für den Transport der Nährstoffe, und der Sauerstoff sorgt dafür, dass sie in die Zelle gelangen.

So einfach ist das. Und für diesen unglaublich komplexen Kreislauf ist unser Herz, besser gesagt unser Herz-Kreislauf-System verantwortlich. Dieses werde ich Ihnen im nächsten Kapitel etwas näherbringen, ebenso wie die Auswirkungen, die das Schwingen auf dem Trampolin auf diesen Kreislauf hat.

Unser Motor: Das Herz-Kreislauf-System

Ohne Herzschlag kein Leben. Viele Menschen finden es normal, dass dieser Motor ohne Mucken und Murren läuft, aber so selbstverständlich ist das gar nicht. Das Herz ist ein Muskel, der fortlaufend aktiviert und trainiert werden muss, um leistungsfähig zu sein. Sonst bildet sich das Herz zurück, und irgendwann ist es nicht mehr „arbeitsfähig“ und stellt einfach die Arbeit ein.

Unser Herz schlägt, ohne dass wir aktiv etwas dafür tun müssen. Es erhält von unseren Muskeln und Organen über unser Gehirn (elektrische) Impulse. Diese Impulse steuern das Herz an und fordern es auf, Blut und Sauerstoff in alle Regionen zu pumpen. Ohne unsere Energiezentren, die Zellen, würde es keine Impulse geben. Die Zellen in unserem Körper sind die Impulsgeber. Je mehr Impulsgeber Sie aktiv halten, umso mehr fordert und fördert es Ihr Herz und umso gesünder und fitter werden und bleiben Sie.

Da Sie schon ein wenig über Ihren Körper wissen, wissen Sie auch, dass Blut ganz viele lebensnotwendige Stoffe transportiert, unter anderem Sauerstoff. Ich widme diesem Muskel nicht ohne Grund ein eigenes Kapitel in einem Mini-Trampolin-Buch, denn sehr viel hängt vom Anspannen und Entspannen, also vom „Pumpen" dieses Muskels ab. Und wissen Sie auch, wie groß Ihr Herz ist? Schauen Sie sich Ihre Faust an. So groß ist in etwa Ihr Herz. Legen Sie die Faust etwas links von Ihrem Brustbein auf die Brust, dann wissen Sie, wo es sitzt.

Was kann ich für mein Herz tun?

Durch das Schlagen und Pumpen des Herzens wird Blut in einem Kreislauf in unseren Körper gepumpt. Das Blut ist der Träger für die Nährstoffe, die unser Körper, unsere Organe und unser Gehirn brauchen. Gleichzeitig werden alle Organe und alle Prozesse durch diesen Kreislauf mit Sauerstoff versorgt, denn jeder Zellprozess braucht Sauerstoff. Wird der Blutfluss gestoppt oder unterbrochen, ist die Folge der Tod, denn weder Nährstoffe noch Sauerstoff werden transportiert. Aber nicht nur der „Hintransport" wird durch diesen Kreislauf gewährleistet, sondern auch der Rücktransport. Durch die Arbeit, die die Zellen verrichten, entstehen Abfallprodukte, die wieder aus dem Körper heraustransportiert werden müssen, unter anderem der verbrannte Sauerstoff und andere Stoffe, mit denen wir uns hier nicht näher beschäftigen müssen. Stellen Sie sich einfach vor, das Herz pumpt frische Nährstoffe in den Körper, und auf dem Rückweg werden die verbrauchten Stoffe wieder heraustransportiert. Dies geschieht über die Lunge, die Leber und die Nieren und zum guten Schluss über den Urin und den Kot. Wichtig ist, dass das Trägermedium Blut nicht zu dick und nicht zu dünn ist. Wird es zu dick, fließt es langsamer und kann nicht mehr so viele Nährstoffe und Sauerstoff transportieren. Die Folge ist, dass uns jede Art von Anstrengung schwerfällt. Meist ist Bluthochdruck die Folge. Wird es zu dünn und fließt zu schnell, kann es zu Gerinnungsstörungen kommen.

Wie kann man nun für einen ausgeglichenen Blutkreislauf sorgen? Das geschieht am besten, indem Sie in Bewegung bleiben und einen aktiven Lebensstil pflegen. Es muss nicht Hochleistungssport sein. Sie können sich aber vorstellen, dass der Blutfluss und die Sauerstoffversorgung nicht optimal sind, wenn Sie nur auf der Couch liegen – das Blut kann nicht gut fließen und „dickt ein". Wir sollten folglich darauf achten, dass unser Blut die richtige Konsistenz hat und wir genug Sauerstoff und Nährstoffe aufnehmen, um eine optimale Versorgung des Organismus mit allem Wichtigen zu gewährleisten. Wie Sie Ihr Blut „dünn" halten, verrate ich Ihnen weiter hinten in dem Kapitel über Wasser.

Unser Herz erledigt bestimmte Aufgaben nur in bestimmten Frequenzen. Diese Frequenzen zeigen sich in unserem Puls. Das Schwingen auf dem Mini-Trampolin hilft, den Herzschlag in einer gesunden Frequenz zu halten, und schont somit das Herz. Selbstverständlich kann man sich auch richtig auspowern und auch intensiv mit dem Trampolin arbeiten, aber bevor Sie das machen, sollten Sie die Auswirkungen und auch die „Arbeitsabläufe" des Herzmuskels kennen, sonst verschwenden Sie nur Energie und Lebenszeit. Ich nehme das Wichtigste vorweg: Weniger ist mehr. Das trifft fast in allen Bereichen des Trampolinschwingens zu, und umso mehr gilt es fürs Herzfrequenztraining.

Das Herz – der Puls – die Herzfrequenz

Ein paar Fakten zu Ihrem wichtigsten Muskel:

- Es ist faustgroß.
- Es sitzt ein bisschen links hinter dem Brustbein.
- Ein gesundes, fittes Herz schlägt im Ruhezustand zwischen 45 und 60 Mal pro Minute.
- Es pumpt in Ruhe ca. 5 Liter Blut pro Minute.
- Es kann bei Anstrengung zwischen 20 und 25 Liter Blut pro Minute pumpen.
- Es kann für kurze Zeit weit über 200 Schläge pro Minute leisten.
- Die Herzfrequenz ist abhängig von Alter und Fitnessgrad.
- Man kann das Herz trainieren!

Weniger (Anstrengung) ist mehr

Wie schon gesagt, gibt das Schlagen des Herzens, unser Puls, Auskunft über unsere Herzfrequenz. Jeder Schlag, den unser Herz macht, pumpt Blut und somit Sauerstoff in unsere Arterien und versorgt den Körper mit allem Lebensnotwendigen. Strengen wir uns an, indem wir eine Treppe steigen oder einfach nur spazieren gehen oder ein hartes Training absolvieren, fordert die angestrengte Körperpartie mehr Sauerstoff und Nährstoffe an: Sie meldet dem Gehirn einen erhöhten Blut- und Sauerstoffbedarf, und die Folge ist, dass das Gehirn das Herz schneller schlagen lässt, damit das, was benötigt wird, schneller geliefert wird.

Das Herz ist der Motor unseres Blutkreislaufs. Tag und Nacht pumpt es Blut durch den Körper und versorgt unseren Körper mit Sauerstoff und Nährstoffen. Wie schnell das Herz schlägt, gibt der Puls an.

Je mehr wir uns anstrengen und je anstrengender eine Aufgabe ist, desto schneller schlägt das Herz, um schnell mehr Sauerstoff in die Blutbahn und somit in den Körper zu pumpen. Und je schneller das Herz schlägt, umso schneller wird die Atmung bzw. muss sie werden, da der Körper nach Sauerstoff verlangt – und genau das ist der Knackpunkt, denn: Bei großer Anstrengung kann es vorkommen, dass wir nicht so schnell atmen können, wie das Herz bzw. die angestrengten Muskeln es gerne hätten. Gerade Menschen, die noch nicht so fit sind, atmen meist sehr kurz und oberflächlich ein und bekommen dadurch zu wenig Sauerstoff ins Blut und in die Muskulatur. Das Ergebnis ist ein Stechen unterhalb der Rippen, besser bekannt als Seitenstechen, gefolgt von Luftnot und im schlimmsten Fall Ohnmacht.

Schnelle, kurze Schnappatmung, Seitenstechen und Luftnot sind Zeichen für Untrainiertheit. Das ist keine Schande, sondern ein Zustand, in den man eben gerät, wenn man durch irgendwelche Umstände schon länger nicht mehr dazu gekommen ist, etwas für sich zu tun. Zum einen kann ein Grund dafür zu dickes Blut sein, zum anderen sind die Gefäße noch nicht elastisch genug, um einen höheren Blutfluss zuzulassen. Aber das lässt sich ändern: Durch das Schwingen auf dem Trampolin wird zum einen Ihr Blut mit viel Sauerstoff angereichert, zum anderen werden Ihre Gefäße wieder elastischer. Beides tolle Effekte, die das Schwingen auf dem Trampolin in kürzester Zeit hinbekommt – und das völlig gelenk- und körperschonend.

Was ich Ihnen jetzt schildere, sollte Sie wirklich interessieren, denn es könnte die Antwort auf ganz viele Fragen sein, die Sie schon länger beschäftigen. Es ist auch der Grund, warum ich jedem, der mit Sport bzw. Bewegung (wieder) anfangen will, empfehlen kann, dies auf dem Trampolin zu machen. Das Mini-Trampolin macht den (Wieder-)Einstieg kinderleicht und sorgt dafür, dass wirklich jeder Mensch, egal ob fit oder unfit, hier sein Training findet und sich absolut schonend fit trainieren kann.

Was Muskeln brauchen

Jede Bewegung, die wir machen, erfordert eine gewisse Kraftanstrengung. Bewegung heißt immer, dass Zellen Arbeit verrichten: Sie spannen sich an und entspannen sich wieder. Ein Verbrennungsprozess entsteht, Energie wird verbraucht. Wenn wir uns bewegen, ist das immer ein Kampf gegen die Erdanziehung, denn wenn wir uns bewegen, müssen wir unsere Eigenmasse bewegen. Je mehr Masse wir haben, umso anstrengender werden unsere Bewegungen. Die Bewegung erfolgt über unsere Muskeln. Sollten die noch nicht stark genug sein, wird es noch anstrengender für uns. Aber was genau bedeutet denn nun Anstrengung?

Hier kommt wieder das Trampolin ins Spiel. Das Trampolin lässt uns für kurze Zeit schwerelos werden. Unsere Masse, unser Gewicht spielt keine Rolle. Nichtsdestotrotz verrichten die Zellen beim Eintauchen in die Matte eine Arbeit. Diese ist aber in keinem Fall so anstrengend, als würden Sie auf dem blanken Boden hüpfen, laufen oder joggen. Sie werden durch die hochelastischen Seilringe weich abgebremst und erfahren keine harten Einschläge in Ihren Körper. Trotzdem spannen sich alle Zellen wieder an, das bedeutet, der ganze Körper und somit auch die Muskeln, spannen sich an und leisten dadurch eine Arbeit. Aber was ist eigentlich Arbeit?

Arbeit ist in der Physik definiert mit Leistung pro Zeiteinheit. In der Biologie ist Arbeit als körperlicher Akt definiert, der Energie verbraucht. Wie Sie schon wissen, kann Energie nur verbraucht werden, wenn Sauerstoff vorhanden ist. Je größer die Anstrengung, also die Arbeit, die man verrichtet, umso mehr Sauerstoff benötigt die Zelle. Fit ist man, wenn die Arbeit, die der Körper verrichten soll, leicht erledigt wird und wir dem Körper ausreichend Sauerstoff zur Verfügung stellen können. Unfit bedeutet, wir haben Schwierigkeiten, genügend Sauerstoff aufzunehmen und diesen schnell an die Stellen zu senden, wo er benötigt wird.

Was geschieht, wenn man noch nicht so fit ist, also wenn die Zelle nicht das bekommt, was sie braucht, also zuallererst einmal Sauerstoff? Sollte die Zelle nicht genügend Sauerstoff erhalten, dann wird die Zelle „sauer“, und das im wahrsten Sinne des Wortes. Die Zelle und damit auch der Muskel werden sauer. Sie fangen an zu brennen. Dieses Brennen ist ein Zeichen dafür, dass der Muskel arbeitet, also Energie verbrennt, ohne ausreichend Sauerstoff zu erhalten. Bei einem Verbrennungsprozess ohne ausreichende Sauerstoffzufuhr entstehen mehr „schlechte“ Abgase als bei ausreichender Sauerstoffversorgung.

Ein Experiment macht das deutlich: Zünden Sie eine Kerze an. Lassen Sie sie an freier Luft brennen. Der Rauch ist fast nicht zu sehen, sie brennt hell. Stülpen Sie nun ein Glas über die Kerze. Sie sehen sehr schnell, was geschieht: Die Flamme wird dunkler, der Rauch schwarz, die Flamme erlischt nach kurzer Zeit, weil kein frischer Sauerstoff mehr vorhanden ist. Dieses Beispiel veranschaulicht auf sehr einfache Art und Weise, was in Ihrem Körper geschieht, wenn Sie noch nicht so fit sind, sich überanstrengen, Ihre Muskeln anfangen zu brennen und Sie Seitenstechen bekommen. Das liegt daran, dass der Energiebereitstellungsprozess in Ihren Zellen ohne ausreichend Sauerstoff abläuft.

Das gilt für jede Art von Anstrengung. Jede Anstrengung verbrennt Energie und jeder Verbrennungsprozess braucht Sauerstoff. Fehlt der Sauerstoff, dann erstickt das Feuer. Aber bevor das Feuer erlischt, entsteht schwarzer Rauch. Der schwarze Rauch kommt auch in Ihrem Körper vor, aber in einer anderen Form. Nämlich in Form eines Verbrennungsprodukts namens Laktat oder Milchsäure. Die entsteht, wenn Muskeln ohne ausreichend Sauerstoff überanstrengt werden. Bei zu viel Milchsäure im Muskel verweigert er irgendwann seine Arbeit, da (Muskel-)Arbeit nur mit Sauerstoff möglich ist. Nicht dass wir uns falsch verstehen: Milchsäure ist ein Produkt, das bei der Beanspruchung von Muskeln und Gewebe immer entsteht. Es wird durch einen gut funktionierenden Herzkreislauf verstoffwechselt und abtransportiert. Sammelt sich aber bei einer Überbeanspruchung viel Milchsäure im Muskel, und der Kreislauf ist nicht mehr in der Lage, sie abzutransportieren, dann übersäuert der Muskel. Die Folge von Übersäuerung ist Muskelkater am nächsten Tag.

Herz und Kreislauf im Überblick

- Jede Bewegung sorgt für Energieverbrennung in den Zellen.
- Verbrennung findet nur mit Sauerstoff statt.
- Bei jeder Verbrennung entstehen Abbauprodukte. Diese müssen über das Herz-Kreislauf-System und unser Lymphsystem (mehr dazu im nächsten Kapitel) abtransportiert werden.
- Durch eine gute Sauerstoffversorgung und eine gute Fließgeschwindigkeit des Blutes gelingt ein guter (Zell-)Stoffwechselprozess.
- Das Schwingen auf dem Trampolin reichert durch den bekannten Sog-Effekt das Blut und somit alle Zellen mit extrem viel Sauerstoff an.
- Muskelkater entsteht bei Überanstrengung bei zu wenig Sauerstoff im Blut. Das Trampolin verursacht keinen Muskelkater, weil der Körper mit viel Sauerstoff „geflutet" wird und die Abbauprodukte, die für Muskelkater verantwortlich sind, durch das Schwingen schnell abtransportiert und verstoffwechselt werden.

Wie entsteht Muskelkater?

Muskelkater entsteht, wenn Muskelfasern bei (Über-)Belastung Mikrofaserrisse erlitten und sich durch nicht abtransportierte Milchsäure entzündet haben. Was heißt das nun für das Training auf dem Trampolin?

Ganz einfach: Sie werden keinen Muskelkater auf dem Trampolin oder durch das Trampolin bekommen! Die Erklärung dafür ist ganz einfach. Zum einen wird der Herzkreislauf den Körper und den Organismus durch den permanenten Sog-Effekt immer mit viel Sauerstoff versorgen. Dadurch entsteht weniger Milchsäure bzw. kann sie besser verstoffwechselt und von den belasteten Muskelfasern abtransportiert werden. Zum anderen führt das Schwingen auf dem Trampolin nur dann, wenn Sie es übertreiben, zu Mikrofaserrissen der Muskulatur.

Sie brauchen also keine Angst vor Muskelkater zu haben, denn das Mini-Trampolin ist das beste Stoffwechseltraining, das Sie machen können.

Wie man Herz und Kreislauf trainieren kann

Das Herz ist nicht nur der Motor für unseren Körper, es ist auch die Verbrennungsmaschine für unseren Stoffwechsel. Ich hatte bereits erwähnt, dass das Herz nur bestimmte Arbeiten in bestimmten Frequenzen macht. Darauf möchte ich ein wenig ausführlicher eingehen.

Egal was Sie auf dem Trampolin machen, es wird Ihr Herz stärken und Sie werden fitter werden. Das liegt zum einen daran, dass das Schwingen dazu führt, dass Ihre Gefäße elastischer werden und somit der Blut- und Sauerstofftransport einfacher für den Körper wird. Dazu ein anschauliches Beispiel: Wenn Sie mit dem Training beginnen, sind Ihre Gefäße wie ein System aus schmalen, schlecht ausgebauten Straßen, auf denen nur vereinzelt Autos fahren können. Die Autos sind die Sauerstoff- und Nährstofftransporter. Trainieren Sie auf dem Trampolin, dann machen Sie aus Ihren Gefäßen mehrspurige Autobahnen, auf denen große Lkws Unmengen an (Nähr-)Stoffen transportieren können.

So können Sie das auch mit dem Stoffwechseltraining sehen. Darunter versteht man ein Training, das den Stoffwechsel ankurbelt und Fett verstoffwechselt, also verbrennt. Unter einem Herz-Kreislauf-Training versteht man ein Training, das einen leistungsfähiger, also fitter werden lässt.

Im Sport unterscheidet man:

- Erholungs- und Kompensationstraining: Regenerationstraining
- Extensives Grundlagenausdauertraining: Fettstoffwechseltraining
- Intensives Grundlagenausdauertraining: Herz-Kreislauf-Training/Fitnesstraining
- Maximaltraining: Intervalltraining

Alle Trainingsformen sind auf dem Trampolin durchführbar. Sie können von ganz leichtem regenerativen Schwingen bis hin zu hochintensivem Intervalltraining alles machen. Das Besondere daran ist, dass kein anderes Training dabei so gelenkschonend ist wie das Training mit und auf dem Trampolin.

Sie haben bestimmt ein Ziel. Es muss kein Großes sein, aber aus irgendeinem Grund haben Sie sich ja dazu entschlossen, es mit dem Trampolin auszuprobieren. Deshalb stelle ich Ihnen die einzelnen Trainingsformen ein wenig genauer vor. Sie müssen nur meinen Satz von Anfang des Kapitels im Kopf behalten: „Das Herz macht nur bestimmte Arbeiten in bestimmten Frequenzen." Am liebsten würde ich Ihnen auch noch den Satz ans Herz legen: „Weniger ist hier mehr."

Bevor wir das „mehr" angehen und uns mit den Arbeitsbereichen des Herzens beschäftigen, sollten wir kurz Ihren Maximalbereich bestimmen. Er ist von Mensch zu Mensch verschieden, Sie können sich aber an folgende Richtgrenzen halten, die in Medizin und Sportlehre gelten:

Maximalpuls bei Männern:
220 minus Lebensalter
Maximalpuls bei Frauen:
200 minus Lebensalter
Bei einem 50-jährigen Mann wären das also 220 – 50 = 170 Schläge pro Minute als Maximalpuls, bei einer Frau von 40 Jahren 200 – 40 = 160 Schläge pro Minute.

Wie gesagt, dies sind Richtwerte, an denen man sich orientieren kann. Ist man trainiert und fit, verschieben sich diese Werte natürlich nach oben. Warum ist das bei Mann und Frau unterschiedlich? Das liegt daran, dass das weibliche Herz kleiner ist als das männliche Herz. Bedenken Sie auch, dass jedes Herz anders ist und dass jedes Leben anders ist. Möchten Sie Ihren Puls und Ihre Leistungsfähigkeit genau kennenlernen, dann sollten Sie bei einem Kardiologen oder einem Sportmediziner eine Spiroergometrie machen lassen. Das ist eine Atemabgasanalyse unter Belastung auf dem Rad-Ergometer oder Laufband, bei der man die exakten persönlichen Werte feststellen kann. Damit liegen Sie für eine Zeit lang auf der sicheren Seite – aber denken Sie daran, dass sich das je nach Ihrem Trainings- und Stresszustand immer ändern kann.

Regenerationstraining

Es kann sein, dass Sie gerade nicht so fit sind und sich von irgendetwas erholen müssen oder erst einmal einen Einstieg in die Bewegungswelt finden möchten. Dann sind Sie auf dem Trampolin genau richtig und sehr gut beraten, wenn Sie es nutzen.

Regenerationstraining findet in einer sehr niedrigen Herzfrequenz statt. Diese errechnet sich aus 50 bis 60 Prozent der maximalen Herzfrequenz. Zwei einfache

Beispiele: Ein Mann, 50 Jahre, hat eine maximale Herzfrequenz (also einen Maximalpuls) von 170 Schlägen pro Minute. Das Regenerationstraining findet dann im Bereich zwischen 85 und 102 Schlägen pro Minute statt. Eine Frau mit 40 Jahren, maximale Herzfrequenz 160 Schläge pro Minute, macht ihr Regenerationstraining bei 80 bis 96 Schlägen pro Minute. Auch das sind nur Richtwerte. Das sind Werte, die Sie schon bei normalem Gehen oder bei leichtem Schwingen erreichen können. Dazu braucht es wenig Einsatz und wenig Aufwand. Aber bitte erwarten Sie nicht, dass bei diesem Training die Pfunde purzeln! Das Regenerationstraining ist ein Training, das rein auf Gesundheit und Bewegung ausgelegt ist. Selbstverständlich haben Sie alle positiven Effekte des Trampolin-Trainings auch beim Schwingen in dieser Belastungszone, es bringt also durchaus etwas, nur werden Sie hier weder schnell schlank noch leistungsfähiger.

Ziele definieren und immer vor Augen halten

Der Mensch ist von Natur aus zielorientiert. Er braucht für jeden Start ein Ziel, sonst läuft er nicht los. Definieren Sie ein erreichbares Ziel, nehmen Sie sich nichts vor, was außerhalb Ihrer Reichweite liegt! Wenn Sie das erste Ziel erreicht haben, belohnen Sie sich, dann können Sie nachdenken, was Ihr nächstes Ziel sein könnte. Bleiben Sie fokussiert!

Fettstoffwechseltraining

Das Ziel des Fettstoffwechseltrainings ist es, die Grundlagenausdauer zu steigern und Fett zu verbrennen. Sie möchten ungeliebte Pfunde loswerden? Oder Sie möchten einfach fitter werden? Das geht mit dem Trampolin schneller als mit allen anderen Geräten, die Sie kennen.

Da das Trampolinschwingen alle Zellen durch den beschriebenen Sog-Effekt mit extrem viel Sauerstoff anreichert, erzeugt das Training auf dem Trampolin zum einen, wie Sie schon wissen, keinen Muskelkater und gewährleistet zum anderen eine maximale Fettverbrennung. In der Trainingslehre definiert man das Fettstoffwechseltraining im Bereich von 60 bis 70 Prozent der maximalen Herzfrequenz. Wenn Sie das nun für sich ausrechnen, dann wundern Sie sich bitte nicht: Die Werte sind nicht sonderlich hoch, und Sie werden sich bei dem Training nicht sonderlich anstrengen. Und genau da liegt das Problem: Wir denken nämlich immer, damit es hilft, muss es wehtun. Man muss nach einem Training immer total kaputt sein, sonst war es nicht effektiv und man verliert kein Gewicht – denken Sie. Denn hier kommen sich Gehirn und Fettstoffwechsel in die Quere: Damit uns das Gehirn ein Gefühl von Zufriedenheit vermittelt (sprich Endorphine ausschüttet), müssen wir uns tatsächlich verausgaben, aber leider hat dieses Gefühl in diesem Fall nichts mit unserem Fettstoffwechsel zu tun.

Das extensive Grundlagenausdauertraining, also das Fettstoffwechseltraining, findet in einem so geringen Bereich statt, dass Sie es stundenlang machen können, ohne sich zu verausgaben. Aber Sie reichern Ihren Körper und Ihr Blut mit maximaler Sauerstoffmenge an, und Sie wissen ja nun schon, dass Sie für die Fettverbrennung maximale Sauerstoffzufuhr benötigen.

Nehmen wir wieder unsere beiden Personen als Beispiel: Der 50-jährige Mann betreibt nach unserer Formel sein Fettstoffwechseltraining in einem Frequenzbereich von 102 bis 119 Schlägen pro Minute, die 40-jährige Frau im Bereich von 96 bis 112. Das dürfte für beide nicht wirklich anstrengend wirken. Aber wie gesagt, genau da liegt die Gefahr. Man macht schnell mehr und trainiert in einem viel höheren Pulsbereich als nötig – und wundert sich anschließend, dass das Fett nicht verschwindet.

Ich habe oben schon beschrieben, dass der Körper, wenn seine Speicher leer sind, Muskeln verbrennt, bevor er an die Fettreserven geht. Das geschieht auch, wenn Sie im Fettstoffwechselbereich trainieren. Also machen Sie sich frei von dem Gedanken, dass Sie ausschließlich Fett verbrennen. Sie verbrennen immer Glukose, also (Blut-)Zucker, Proteine, also Muskeln, und Glyzeride, also Fette. Es ist nie nur ein Grundstoff an einer Verbrennung beteiligt. Nur ist bei dem Pulsbereich von 60 bis 70 Prozent der maximalen Herzfrequenz der Anteil an Fetten am höchsten.

Es gibt einen schönen, sehr einfachen Leitsatz für das optimale Fettstoffwechseltraining: „Laufen ohne zu schnaufen!“ – und den kann man sehr schön auf unser Gerät ummünzen: „Schwingen ohne zu schnaufen!“ Es ist einfach die Kontinuität, auf die es hier ankommt. Machen Sie sich immer wieder deutlich: Maximale Anstrengung bedeutet *nicht* maximale Sauerstoffaufnahme! Um maximal Sauerstoff aufzunehmen, müssen Sie in einem niedrigeren Bereich von 60 bis 70 Prozent Ihres Maximalpulses trainieren.

Im Online-Coaching finden Sie eine reine Fettverbrennungseinheit. Diese ist etwas länger, aber dafür nicht so intensiv. Wundern Sie sich nicht, sondern genießen Sie die angenehme Art der maximalen Fettverbrennung. Achten Sie dabei darauf, dass Sie nicht kurzatmig werden. Das stellen Sie am einfachsten daran fest, dass Sie immer noch leicht und locker reden könnten. Genießen Sie das sanfte, harmonische Schwingen und freuen Sie sich über die Effekte auf Ihren Körper!

Herz-Kreislauf- oder Fitnesstraining

Mit dem Herz-Kreislauf- oder Fitnesstraining verbessern Sie Ihre Grundlagenausdauer wesentlich und steigern Ihre Leistung. Wenn Sie bereits recht fit sind und einfach mehr wollen, ist das die richtige Trainingsform für Sie, oder wenn Sie das Trampolin für die Vorbereitung auf andere Sportarten einsetzen möchten.

Das Training auf dem Trampolin wird in diesem Bereich anstrengender – „Schlimmer geht immer" ist einer meiner Leitsätze. Das Training in höheren Anstrengungsgraden sollte aber mit Köpfchen erfolgen. Hier ist das Herz mehr gefordert als beim Fettstoffwechseltraining. Wo Sie beim Fettstoffwechseltraining noch locker und leicht reden können sollten, wird Ihnen das hier nicht mehr so ohne Weiteres gelingen. Das bedeutet aber immer noch nicht, dass Sie gleich kurzatmig werden und der Schweiß in Strömen fließt.

Ihre Fitness und Leistungsfähigkeit steigern Sie im Wesentlichen dadurch, dass Sie sich längere Zeit in einem Bereich von 70 bis 80 Prozent Ihrer maximalen Herzfrequenz bewegen. Wir nehmen wieder unsere beiden Modellsportler: Unser 50-jähriger Mann mit der maximalen Herzfrequenz von 170 Schlägen pro Minute steigert seine Fitness im Bereich von 119 bis 136 Schlägen pro Minute. Unsere 40-jährige Frau mit Maximalpuls von 160 sollte in einem Bereich trainieren, der zwischen 112 und 128 Schlägen pro Minute liegt.

Wie immer beachten Sie: Legen Sie sich nicht so genau auf eine Zahl fest. Wir Menschen sind alle unterschiedlich, die Werte

Die anaerobe Schwelle

Wer ständig über seine Grenzen geht, tut sich nichts Gutes. Erklären lässt sich das mit der sogenannten anaeroben Schwelle. Das ist der Punkt, an dem der Körper kaum noch Sauerstoff erhält und deshalb anaerob (ohne Sauerstoff) arbeitet. Es ist auch der Punkt, an dem unsere Herzfrequenz über die Lunge und das Herz dem Organismus nicht mehr ausreichend Sauerstoff liefern kann, weil wir kurzatmig, oberflächlich und zu schnell atmen. Dann „ersticken" die Muskeln und werden sauer. Milchsäure wird im großen Maße ausgeschüttet und belastet den Körper und den Organismus, wir sind einfach erschöpft. Wenn diese Schwelle längere Zeit beim Herz-Kreislauf-/Fitnesstraining überschritten wird, dann ist an Fettverbrennung nicht mehr zu denken. Deshalb achten Sie bitte beim Schwingen immer darauf, nicht kurzatmig zu werden. Weniger ist mehr!

hier können nur eine grobe Richtung vorgeben. Auch beim Herz-Kreislauf- oder Fitnesstraining handelt es sich noch immer nicht um Leistungssport, schon gar nicht um Hochleistungssport. Vielleicht können Sie jetzt erahnen, warum es Unsinn ist, sich beim Sport total zu verausgaben. Wer denkt, der Schweiß müsse in Strömen fließen, um fit und schlank zu werden, irrt. Denn Training ohne ausreichenden Sauerstoff ist absolut destruktiv und raubt uns nur Energie.

Ich selber streue gern mal eine kurze sehr anstrengende Einheit in eine Übung ein oder auch mal etwas anstrengendere Elemente, diese sind aber immer nur von sehr kurzer Dauer. Das Ziel des Trainings in hohen Herzfrequenzen hat einen ganz anderen Ansatz, nämlich die Verbesserung der Milchsäuretoleranz und somit einen maximaler Leistungszuwachs.

Intervalltraining

Sind Sie schon sehr fit und wollen leistungsorientiert arbeiten, dann sollten Sie im Bereich 80 bis 90 Prozent Ihrer maximalen Herzfrequenz trainieren und Intervalltraining betreiben. Machen Sie sich aber bewusst, dass das sehr anstrengend ist. In diesem Bereich sollten Sie keine Stunden verbringen. Bei den meisten Menschen liegt hier die anaerobe Schwelle, deshalb ist es nicht sonderlich förderlich, dauerhaft in diesem Bereich zu trainieren. In diesem Frequenzbereich ist die Anstrengung sehr deutlich spürbar, und reden ohne zu schnaufen ist nicht wirklich gut möglich.

Dieses Training dient dazu, die Leistungsgrenzen nach oben zu schieben. Aber: Trainieren Sie mit Bedacht und nicht konstant in diesem Bereich, wenn Sie nicht fit sind oder gerade erst mit dem Training beginnen! Das Training ließe sich sogar über 90 Prozent steigern, aber in diesem Bereich sollte kein Training über die Dauer von zwei Minuten hinaus stattfinden.

Beim Bereich zwischen 80 und 90 Prozent reden wir von Intervalltraining. Das bedeutet, man sollte Einheiten/Übungen von 5 bis 10 Minuten Dauer in sein Training einfließen lassen. Immer gefolgt von angenehmeren Einheiten/Übungen. Das Training über den 90 Prozent sollte in Intervallen von zwei Minuten erfolgen, um den gewünschten Erfolg zu erreichen.

Für unsere Beispiele bedeutet das: Der 50-jährige Mann absolviert sein leistungsorientiertes Training im Bereich von 136 bis 153 Schlägen pro Minute, die 40-jährige Frau im Bereich von 128 bis 144 Schlägen pro Minute. Das maximale Intervalltraining liegt bei unserem Mann bei 162 und bei unserer Frau bei 152 Schlägen pro Minute.

Ich möchte an dieser Stelle noch einmal darauf hinweisen, dass diese Angaben nur Richtwerte darstellen. Jeder Mensch ist anders. Jeder Mensch hat ein anderes Empfinden von Leistung und Anstrengung. Was ich Ihnen mit diesen Werten an die Hand geben möchte, ist eine Orientierung, mit der Sie gesund bleiben und sicher trainieren können.

Sollte es Sie wirklich interessieren, wie belastbar Sie sind und wo Ihre Grenzen sind, gibt es zwei Verfahren, die dazu Werte liefern. Zum einen die Spiroergometrie, bei der bei Belastung die Atemabgase untersucht werden, und zum anderen die Laktatmessung, bei der die Milchsäurewerte im Blut während der Belastung mehrfach gemessen werden. Bedenken Sie aber: Wir sind nicht jeden Tag gleich fit. Wir haben nicht jeden Tag die gleiche Leistungsfähigkeit, denn unsere Fitness hängt von vielen Faktoren ab, von unserem Schlaf, dem Erholungsgrad, dem Stresslevel, der Ernährung und, und, und. Suchen Sie sich daher einen „mittleren" Tag heraus, an dem Sie Ihre Werte bestimmen lassen, und sehen Sie sie nicht als in Stein gemeißelt an.

Was Sie aber auf alle Fälle tun können: ein Gefühl für sich zu entwickeln und zu wissen, wo Ihre Grenzen liegen und was in Ihrem Stoffwechsel geschieht. Im Online-Coaching zeige ich Ihnen, was Intervalltraining bedeutet und wie man mit dem Trampolin an seine Grenzen kommen kann – das geht schneller, als Sie denken. Das Schöne am Trampolin ist, so schnell es Ihren Puls hochbringt, so schnell bringt Sie die Schwingung auch wieder runter.

Fassen wir noch einmal zusammen: Je nach der Intensität des Trainings erreichen Sie unterschiedliche Ziele:

- Regenerationstraining: 50–60 %
- Fettstoffwechseltraining: 60–70 %
- Herz-Kreislauf-Training/Fitnesstraining: 70–80 %
- Intervalltraining: 80–90 %

des Maximalpulses.

Egal für welches Training und Ziel Sie sich entscheiden oder ob Sie eine Mischung machen, machen Sie sich bewusst, dass bei jedem Training Zellen aktiviert werden, Energie erzeugt wird, Fett und Muskeln verbrannt werden und Abfallstoffe abtransportiert werden.

Wasser – warum es so wichtig ist

Jeder Motor braucht ein Kühlsystem, damit er nicht heiß läuft. Das gilt auch für Ihren Körper. Unser Herz ist unser Motor, unser Blut ist der Transporter für den Sauerstoff. Das lymphatische System ist hier sozusagen das Kühlsystem. Ohne das

Lymphsystem würde unser System komplett verstopfen und früher oder später bildlich gesprochen heiß laufen. Das Lymphsystem läuft parallel zum Blutkreislauf. Es ist ein Teil unseres Immunsystems und hat in kurzen Abständen „Filter“, die sogenannten Lymphknoten, die wie kleine Katalysatoren funktionieren und unser System von Schadstoffen wie Viren und Bakterien befreien, indem sie über den Urin ausgeschieden werden. Aus diesem Grund ist es wichtig, dass Sie diese „Schadstoff-Polizei“ am Laufen halten, indem Sie ihr immer „Frischwasser“ zur Verfügung stellen.

Nicht nur unser Blutkreislauf funktioniert besser, wenn ihm genügend Wasser zur Verfügung steht, auch das Lymphsystem und überhaupt alle Prozesse im Körper. Warum ist das so? Machen Sie sich einmal klar, dass Sie zu über 60 Prozent aus Wasser bestehen. Das ist mehr als die Hälfte! Ohne dieses Element wäre Leben überhaupt nicht möglich. Der Körper ist durch seine vielfältigen Anpassungsfähigkeiten zwar in der Lage, einige Zeit ohne viel Wasser auszukommen, aber auf Dauer tut ihm das nicht gut.

Stellen Sie sich mal einen frischen, klaren, blauen Gebirgssee vor. Hellblaues Wasser, herrliche Luft, Sonne: Ein sauberes, energiegeladenes Bild macht sich in unserem Kopf breit. Das könnte Ihr Körper sein! Kristallklares Wasser in Ihren Zellen, jede Zelle mit frischem Wasser gefüllt und mit viel Sauerstoff angereichert. Einfach ein herrliches Gefühl. Aber nur so lange, wie der Zufluss von frischem Wasser und der permanenten Abfluss von Abfallprodukten gewährleistet ist. Es ist ein ewiger Kreislauf: Wasser läuft hinein, Wasser läuft hinaus, frische Energie rein, Abbauprodukte raus, und nicht anders ist es bei uns.

Können Sie sich vorstellen, was geschieht, wenn wir den Zufluss abstellen oder verringern? Schadstoffe können nicht mehr abfließen und sammeln sich nach und nach immer mehr an. Der Abfluss verstopft, weil das Wasser immer zähflüssiger wird. Weniger Sauerstoff kann aufgenommen werden, weniger frisches Wasser kann transportiert werden. Der See kippt um. Ähnliches geschieht in Ihrem Körper, wenn Sie nicht für ausreichend Wasser und Sauerstoff in Ihrem Kreislauf sorgen: Zellen verstopfen, Filter setzen sich zu, die Verdauung stockt. Die Folge: Fehlfunktionen des Körpers wie Schmerzen, Gelenkprobleme, Kopfschmerzen, Verdauungsprobleme und, und, und.

Wie viel sollte man trinken?

Viele Menschen denken, dass man mit den zwei Litern Flüssigkeit am Tag auskommt, um den Körper am Leben zu erhalten. Das stimmt auch so. Zwei Liter reichen, um am

Leben zu bleiben, aber sie reichen nicht, um dauerhaft gesund, fit, beweglich und leistungsfähig zu sein. Allein Ihre Lunge verbraucht an normalen Tagen durch Atmen und Sprechen einen halben Liter Flüssigkeit. Ihre Verdauung benötigt ebenfalls mindestens einen halben Liter an Flüssigkeit. Dazu kommt noch die Verdampfung von Flüssigkeit über die Haut. An warmen Tagen kann das schon mal ein Liter sein. Und das was man allgemeingültig unter den zwei Litern versteht, wird fehlinterpretiert. Da haben wir nun schon viel mehr als diese zwei empfohlenen Liter auf dem Zettel stehen und uns noch nicht bewegt. Bei jeder Stunde Anstrengung verlieren wir einen guten Liter. Kurz, das bedeutet, Sie sollten pro Tag zwischen drei und vier Liter Flüssigkeit zu sich nehmen, wenn Sie Ihrem Körper das Maximum an Pflege und Aufmerksamkeit zukommen lassen wollen.

Jetzt können Sie sich zu Recht fragen, was das nun mit dem Schwingen auf dem Trampolin zu tun hat. Das Schwingen auf dem Trampolin befördert einen Zellwasseraustausch. Sie wissen ja mittlerweile, dass sich bei jeder Schwingung jede Zelle an- und entspannt. Es entsteht ein Unterdruck in der Zelle. Sie gibt „altes" Zellwasser in den Lymphkreislauf, und durch den Unterdruck in der Zelle wird die Zelle mit frischem Wasser wiederaufgefüllt. Das setzt aber voraus, dass Sie dem Körper vor dem Schwingen ausreichend frisches Wasser zur Verfügung gestellt haben. Deshalb mein Tipp und meine Empfehlung: Trinken Sie eine halbe Stunde bis eine Stunde vor Ihrem Training einen halben bis einen Liter Wasser mit Mineralien angereichert. Dann steht dem Lymphsystem ausreichend Wasser zur Verfügung, um Sie gut durchzuspülen. Ihr Körper wird mit jeder Schwingung also nicht nur aktiviert, sondern auch gereinigt. Wenn Sie bisher noch nicht von dem Trampolin und dem sanften Schwingen überzeugt waren, dann hoffe ich, dass Sie es jetzt sind. Denn die beschriebenen Effekte sind nachweisbar und erklärbar – und spürbar sind sie auch!

Welches Wasser ist das beste?

Bitte trinken Sie kein „leeres" Wasser. Sie brauchen Mineralien und Salze. Wasser muss wertvoll sein. Sie können ganz einfach in Leitungswasser ein Kristall- oder Steinsalz streuen: Pro Liter Wasser einen kleinen gestrichenen Teelöffel Kristallsalz, das im Gegensatz zu Kochsalz oft mit Mineralien angereichert ist. Sollten Sie Bedenken haben, Bluthochdruck zu bekommen, sehen Sie sich bitte im Online-Coaching mein Video zu den Hintergründen von Salz und Bluthochdruck an. Über die am besten geeigneten Mineralien lesen Sie im Ernährungsteil dieses Buches.

Wie Ihr Körper vom Trampolin profitiert

Die Hormone

Was hat Trampolin-Schwingen mit Stress zu tun? Sehr viel sogar! Stress ist in unserer heutigen Zeit allgegenwärtig. Jeder ist irgendwie gestresst, durch Schule, Beruf, Alltag, Familie, Hobbys. Nichts ist mehr so wirklich stressfrei, nicht einmal die Freizeit. Überall Forderungen nach Leistung und Aufmerksamkeit. Wenn Sie meine anderen Bücher gelesen haben sollten, dann haben Sie schon ein wenig über Stress und Körper erfahren und wissen, dass Bewegung die beste Medizin gegen Stress ist. Wer meine Bücher noch nicht kennt, den möchte ich hier auf eine kleine Exkursion in die Chemie des Körpers mitnehmen und die Zusammenhänge zwischen Stress, Hormonen und Bewegung aufzeigen.

Der Körper kennt zwei Arten von Stress. Einen positiven, den Eu-Stress, und einen negativen, den Dis-Stress. Der positive Stress macht uns euphorisch, und wir empfinden ihn, wenn wir positiv erregt und aufgeregt sind. Der negative Stress kommt meist durch Druck und Angst und wirkt unterschwellig. Beide Stressarten sorgen im Körper für die Ausschüttung von Hormonen. Der Eu-Stress schüttet Adrenalin und Dopamin, also Glückshormone, aus. Diese Hormone tun uns gut, geben uns Energie und Antrieb. Unter ihrem Einfluss fühlen wir uns, als könnten wir Bäume ausreißen.

Der Dis-Stress schüttet ebenfalls ein Hormon aus, nämlich das Stresshormon Cortisol. Dieses Hormon schadet dem Körper, da es ihn in einen Ruhe- bzw. Alarmzustand versetzt. Bei der Ausschüttung von Cortisol bekommt der Körper Signale: „Achtung, es lauert Gefahr! Sofort alle Systeme abschalten, in den Notfallmodus gehen und auf Flucht einstellen! Den Fettstoffwechsel brauchen wir jetzt nicht mehr, alles muss auf Flucht gepolt sein!“ Aber wenn ein System permanent in Alarmbereitschaft ist, dann ist es ganz schön angestrengt und irgendwann ausgepowert. Und genau das ist dann ein Burn-out: ein System, das lange Zeit auf Alarmbereitschaft gelaufen ist und keine Erholung erfahren hat.

Leider hat Cortisol noch viele andere negative Eigenschaften. Nicht nur, dass es den Stoffwechsel in den Keller fährt, es löst auch eine Reihe entzündlicher Prozesse aus. Es kann passieren, dass Sie bei Dauerbelastung und ständig erhöhtem Stresslevel zunehmen, Ihnen die Gelenke wehtun oder der Rücken schmerzt. Grippale Infekte bekommen Sie häufiger als normal, da Ihr Immunsystem bei der Dauerbefeuerung mit Stresshormonen nicht gut funktionieren kann. Verdauungsprobleme gehören ebenso wie Kopfschmerzen zu dieser permanenten Stressbelastung.

Die gute Nachricht ist: Es gibt ein Gegenmittel, nämlich Bewegung. Jede Art von Bewegung setzt positive Hormone frei. Sie haben es schon selbst erlebt: Nur ein einfacher Spaziergang an der frischen Luft verschafft Ihnen ein wohliges Gefühl, und bei der Rückkehr nach Hause fühlen Sie sich besser, denn mit Sauerstoff angereichertes Blut gehört zum Besten, was Sie Ihrem Körper geben können. Und: Glückshormone bzw. deren Vorstufen werden in der Nebenniere produziert. Die Nebenniere reagiert auf Erschütterung, und wenn man sie „schüttelt", produziert sie extrem viele positive Hormone! Können Sie sich vorstellen, was das Trampolin mit Ihrer Nebenniere macht? Sobald Sie schwingen, feuert die Nebenniere Hormone ab.

Wenn Sie gestresst sind, atmen Sie anders. Unter Stress geht der Mensch automatisch in eine Art Notatmung. Das bedeutet, wir atmen nur noch kurz und angespannt, denn es ist nun etwas anderes wichtig: das Überleben. Die Stressmechanismen, denen wir unterworfen sind, stammen aus der Evolution des Menschen. Heute mag für uns keine akute Gefahr mehr für Leib und Leben bestehen, aber das „weiß" unser Körper leider nicht: Er denkt, Sie leben immer noch im Dschungel und müssen darauf gefasst sein, dass plötzlich der Säbelzahntiger aus dem Gebüsch bricht. So sind wir heute immer noch programmiert: Bei Stress und in Angstsituationen atmen wir schneller, und als „Gegenleistung" stattet uns der Körper mit genug Energie aus, um dem Tiger erfolgreich davonzulaufen. Wenn das ab und zu passiert, geht das völlig in Ordnung, denn der Mensch erholt sich schnell. Heute aber sieht die Sache anders aus, weil wir eben dauergestresst sind.

Schwingen – und es geht Ihnen gut!

Um Ihre Glückshormone dauerhaft in Schwung zu bringen, sollten Sie mehr als einmal die Woche schwingen. Wie oft und wie intensiv Sie trainieren sollten, erfahren Sie im Kapitel zu den Trainingsprogrammen. Aber sollten Sie einmal gar nicht in der Stimmung sein, ein striktes Programm zu absolvieren, dann stellen Sie sich einfach zwischendurch auf Ihr Trampolin. Es reichen schon zwei Minuten. Das tut gut und bringt gute Laune, Ihr Gemütszustand wird sich sofort bessern.

Was ist nun so schlimm daran, wenn wir dauerhaft nicht richtig atmen? Ich möchte Ihnen noch mal das Beispiel mit der Kerze unter einem Glas in Erinnerung rufen. Sobald ein Verbrennungsprozess nicht mit ausreichend Sauerstoff abläuft, entstehen

Giftstoffe. Und so ist das auch in Ihrem Körper. Sie haben Stress, Sie sind gestresst, Sie atmen anders. Sie atmen flach, Sie atmen kurz und schneller als sonst. Wird das zur Gewohnheit, dann fällt Ihnen das gar nicht mehr auf. Die Konsequenzen sind vielfältig. Zunächst reagiert Ihr Körper mit Unruhezuständen und Schlaflosigkeit, weil er nicht genug Sauerstoff durch die kurze Atmung erhält. Da Sie dauerhaft Energie erzeugen, weil Ihr Herz schlägt und Sie sich bewegen, entstehen viele Abbauprodukte, die bei normaler Atmung schneller abtransportiert würden. Mehr Sauerstoff bedeutet mehr und bessere Blutzirkulation und somit eine bessere Ausscheidung von Giftstoffen. Durch die gestresste Fehlatmung kommt es zu Verspannungen und Kopfschmerzen. Vernachlässigen Sie dann zusätzlich noch die Flüssigkeitsaufnahme, steht einem Burnout über kurz oder lang nichts mehr im Wege. Aus diesem Grund empfehle ich Ihnen: Achten Sie auf Ihre Atmung und auf Ihre Flüssigkeitsaufnahme, denn beides ist für Ihr Wohlbefinden und Ihre Stressregulation von wesentlicher Bedeutung.

Beim Schwingen auf dem Trampolin wird die innere Körperreinigung wesentlich beschleunigt und unterstützt. Das, was negativer Stress in uns auslöst, wird vom Schwingen auf dem Trampolin neutralisiert. Nur durch das einfache Schwingen. Ohne große Anstrengung wird die Atmung normalisiert, es werden positive Hormone ausgeschüttet, das Gehirn und der restliche Organismus mit viel Sauerstoff geflutet und somit der Körper wieder ins Gleichgewicht gebracht. Das Trampolin ist die beste Medizin gegen Depressionen und Burn-out.

Die Blutgefäße

Nicht nur Ihr Lymphsystem mit allen seinen Verästelungen wird über die Zeit hin flexibler, das gilt auch für Ihre Arterien und Venen: Die Blutgefäße können sich schneller ausdehnen und zusammenziehen. Wenn der Körper dann belastet wird, kann er einfacher auf diese Belastung reagieren. Er kann bei Bedarf die Gefäße erweitern, um mehr Flüssigkeit, Blut und somit Sauerstoff und Nährstoffe in den Organismus zu bringen. Das führt zu einer größeren Leistungsfähigkeit, einfach weil die Durchflussmenge und Geschwindigkeit größer wird. Sie merken diesen Effekt daran, dass Sie irgendwann schneller, höher, weiter laufen, rennen oder radeln können. Sie werden durch die erhöhte Flexibilität des Gefäßsystems leistungsfähiger.

Und es gibt noch einen weiteren Vorteil: Durch das Ausdehnen und Zusammenziehen der Gefäße werden die Gefäße sanft gereinigt. Sollten Sie Angst vor Arteriosklerose haben, dann sind Sie mit dem Schwingen auf dem Trampolin sehr gut beraten. Arteriosklerose macht Gefäße durch Ablagerungen von Fetten an den Gefäßinnenwänden dickwandig und starr wie einen Gartenschlauch. Und der kann nicht wirklich gut auf Druckveränderungen reagieren, sondern platzt bei zu großer Belastung und zu hohem Druck an einer Naht- oder Schwachstelle. So ähnlich läuft es auch bei der Arteriosklerose: Durch wenig Bewegung, Fehlernährung und wenig Sauerstoff im Blut können sich an den Gefäßwänden Ablagerungen festsetzen und einen Gefäßverschluss herbeiführen. Die Blutgefäße platzen dann zwar nicht gleich, aber es kann zu Herzinfarkten oder Schlaganfällen kommen, wenn die Gefäße sich nicht mehr oder nur noch bedingt anpassen können. Aber auch hier gilt: Gefäße sind nichts anderes als Zellen, die in einem schlauchförmigen Konstrukt zusammengeführt sind. Diese Zellen haben den gleichen Aufbau wie jede andere Zelle und benötigen Wasser bzw. Flüssigkeit. Deshalb werden Sie feststellen, wenn Sie mehr trinken, wird sich das auf Ihren Blutdruck auswirken und auch auf den Wasserhaushalt Ihrer Beine. Alles normalisiert sich in kurzer Zeit durch Trinken und Schwingen, und durch das Schwingen auf dem Trampolin werden die Gefäße wieder weich, flexibel, gereinigt und belastbar.

Am Beispiel der Arterien und Venen sehen wir, dass Flexibilität der Schlüssel für mehr Leistungsfähigkeit ist. Halten wir unsere Arterien und Venen flexibel, kann das System Körper sehr lange, sehr gut leben. Es kann auf Druckveränderungen schnell reagieren.

Die Verdauung

Leider haben sehr viele Menschen Probleme mit ihrer Verdauung. Mittel gegen Verstopfung oder Verdauungsprobleme gehören in den Apotheken zu den meistverkauften Präparaten. Es ist gar nicht notwendig, hier zu sehr ins Detail zu gehen, was unsere Verdauung alles leistet und welche Aufgaben sie hat. Das Zusammenspiel zwischen Enzymen und Darmbakterien würde den Rahmen dieses Buches sprengen und uns zu weit weg vom Trampolin führen. Ich möchte Ihnen viel mehr zeigen, was das Trampolin für Ihre Verdauung tun kann, denn das ist eine ganze Menge.

Wenn man nach der Verkaufsstatistik für Abführmittel geht, dann leidet jeder Vierte in Deutschland unter Problemen mit dem Stuhlgang. Ganz abwegig ist das nicht, denn unser Körper ist ein Bewegungsapparat, der nicht fürs Büro, sondern für die Jagd und das Laufen gemacht ist. Aber wer von uns jagt heute noch sein Essen selbst, und wer läuft täglich 30 Kilometer durch die Savanne? Wenn es so wäre, hätte mit Sicherheit niemand Verdauungsprobleme. Dass unser Stuhlgang bescheiden ist, ist kein Wunder, sondern ganz einfach nachvollziehbar: Wir sitzen den ganzen Tag, und meist haben wir auch noch enge Hosen oder Röcke an und tragen einen Gürtel. Schauen Sie doch gerade mal an sich runter, während Sie jetzt lesen: Was macht die Hose oder was auch immer Sie gerade anhaben, mit Ihren Innereien? Glauben Sie, dass da alles so locker-flockig durchlaufen kann? Ich denke, mein Bild wird klar, wenn Sie überlegen, wie lange Sie täglich im Büro, vor dem Bildschirm oder hinter dem Steuer Ihres Autos sitzen.

So leicht lässt sich das zwar nicht ändern, aber ein paar Dinge können Sie schon tun, um Ihren Stuhlgang wieder zu befeuern. Das Erste und Einfachste wäre: Öffnen Sie im Büro oder im Auto die Hose oder den Rock und verschaffen Sie Ihren Innereien Luft – meist sind es die kleinen Dinge im Leben, die den größten Effekt haben. Und: Ich möchte Sie eigentlich nicht schon wieder mit dem Thema Wasser belästigen. Aber lassen Sie sich gesagt sein, dass Ihre Verdauung Flüssigkeit, also Wasser, benötigt. Jeder von uns hat schon mal an einem Tag weniger getrunken, und am nächsten Tag war das mit dem Stuhlgang nicht ganz so einfach, stimmt's?

Durch inaktive oder verlangsamte Darmtätigkeiten hat der Darm gar keine Chance, sich richtig zu entleeren und auch nicht wirklich eine Chance, Nährstoffe vollständig und gut zu verwerten. In den Windungen der Darmwände bleiben Rückstände, die es den Darmbakterien schwermachen, ihre Arbeit vollständig zu tun. Wir sollten immer dafür sorgen, dass der Darm gründlich in Bewegung bleibt und beim Stuhlgang möglichst vollständig geleert wird. Das erreichen wir am besten, wenn die Darmwände flexibel bleiben. Und genau da rückt das Trampolin wieder in den Fokus: Durch das Schwingen ziehen sich die Darmwände zusammen, spannen sich an und entspannen sich wieder. Es findet eine harmonische Darmaktivierung statt.

Aber nicht nur die Verdauung geht besser vonstatten, weil der Darm aktiviert wird, er wird auch gereinigt, da die Darmwände wieder flexibler werden und vorhandene Rückstände gelockert und gelöst werden – alles durch einfaches Schwingen. Wenn Sie zum Trainingsteil kommen, werden Sie sehen, dass es funktioniert. Sorgen Sie nun noch für ausreichend Flüssigkeit, können die Darmwände noch flexibler und belastbarer werden und halten länger. Ein weiterer Grund, warum ein funktionierender Darm so wichtig ist: Er ist, wie das Lymphsystem, ein Teil unseres

Immunsystems. Das bedeutet, wenn in Ihrem Darm etwas nicht stimmt, dann sind Sie anfälliger für Infekte und weniger belastbar. Das Mini-Trampolin stärkt also auch das Immunsystem und baut es wieder auf, indem die Abfallstoffe schneller aus dem Darm abtransportiert werden können. Wenn Sie Ihren Darm in Schuss halten, tun Sie Ihrem Immunsystem etwas Gutes!

Der Beckenboden

Sie wissen nun, dass jeder Vierte Verdauungsprobleme hat, ein Thema, über das niemand gern redet. Worüber noch weniger geredet wird, ist Inkontinenz. Das Wasser nicht mehr halten zu können ist eine sehr unangenehme Angelegenheit, die weitreichende Konsequenzen hat. Wer unter Inkontinenz leidet, trinkt automatisch weniger. Das Sie mittlerweile wissen, wie wichtig die Flüssigkeitsaufnahme für einen funktionierenden Körper ist, können Sie sich vorstellen, dass der Körper (und der Geist!) über kurz oder lang vertrocknet: Gefäße werden starr, die Nahrung wird nicht richtig aufgenommen, Blut wird dicker, Bluthochdruck ist die Folge, Verdauungsprobleme treten auf, die Gelenke schmerzen, weil zu wenig Gelenksflüssigkeit gebildet werden kann. Und das alles nur, weil man das Wasser nicht mehr halten kann und sich nicht traut, mehr zu trinken als unbedingt nötig, um das Problem nicht noch zu verstärken.

Das ist ein Kreislauf, der für sehr viele Alterserkrankungen verantwortlich ist. Erzählen ältere Menschen, dass der Rücken schmerzt, die Gelenke wehtun und sich andere Wehwehchen einstellen, dann fragen Sie mal nach der Flüssigkeitsaufnahme. Ist sie gering, könnte Inkontinenz der Grund sein – ein sensibles Thema, das Sie vorsichtig ansprechen sollten. Und Inkontinenz trifft nicht nur alte Menschen. Durch die Geburt von Kindern kann es auch jüngere Frauen angehen, ebenso Männer mittleren Alters, wenn sie weniger aktiv sind und viel sitzen.

Die Ursache ist die Muskulatur, die schlaffer wird, in diesem Fall die Muskulatur des Beckenbodens. Sie bildet sich genauso wie andere Muskeln zurück, wenn wir nichts unternehmen. Und genau da liegt das Problem. Die Beckenbodenmuskulatur ist ein bisschen anders als unsere restliche Muskulatur, weil sie tief im Becken verläuft. Wir können sie nicht sehen und haben weniger Gefühl für sie als zum Beispiel für unseren Bizeps, an dem man Fortschritte leicht erkennen kann. Ein Beckenbodentraining erfordert Geduld und ein ausgeprägtes Körpergefühl, aber es lässt sich mit etwas Übung erlernen.

Und jetzt kommt das Trampolin wieder ins Spiel. Sie wissen ja schon, welche Wirkungen das Schwingen hat, und das gilt auch für den Beckenboden, es ist geradezu perfekt für ihn, denn es trainiert auf sehr sanfte Art und Weise diesen komplexen Bereich. Zu Anfang kann es sein, dass die Inkontinenz beim Schwingen unangenehmerweise verstärkt auftritt, daher mein Tipp: Gehen Sie vor dem Schwingen auf die Toilette, und wenn es Sie während des Schwingens drückt, unterbrechen Sie das Training. Versuchen Sie nicht, es zu halten, das ist kontraproduktiv.

Sie werden feststellen, dass nach vier Wochen täglichen Schwingens die Inkontinenz wesentlich nachlässt. Ihre Beckenbodenmuskulatur wird sich sehr verändern und verbessern. Und genau darum geht es im nächsten Kapitel: um das Verbessern Ihrer Muskulatur.

Die Muskeln

Möchte man, dass der Körper stärker und belastbarer wird, muss man Muskeln reizen und anschließend mit Baustoffen „füttern". Viele Menschen verbinden mit Muskeln etwas Negatives, aber Sie sollten Ihre Muskeln als Ihre Heilsbringer und Lebensverlängerer ansehen: Muskeln schützen unsere Knochen, unseren Rücken, unsere Gelenke. Ohne Muskeln könnten wir uns nicht fortbewegen. Ohne Muskeln wäre kein Leben möglich. Denken Sie daran, das Herz ist der wichtigste Muskel, und Muskeln müssen trainiert werden, sonst bauen sie sich ab.

Schwingen Sie, sooft Sie können, denn das Schwingen gibt den Muskeln Impulse. Es lässt alle Muskeln anspannen und entspannen. Sie brauchen aber keine Angst zu haben, dass Sie durch das Schwingen dicke Muskelberge aufbauen, denn das wird nicht passieren. Zum einen ist das einfache Schwingen nur ein Erhaltungs- und Gesundheitstraining, und zum anderen brauchen Sie für wirkliches Muskelwachstum die Maximalversorgung an Nährstoffen und hier im Speziellen an Proteinen, also Eiweiß (mehr dazu später im Kapitel über die Ernährung).

Auch stellen Ihre Muskeln Ihre Verbrennungsöfen dar. Das bedeutet: Je mehr Muskeln Sie haben, umso mehr können Sie essen, denn umso mehr Energie benötigen Ihre Muskeln. Muskeln sind aber nicht nur Energieverbrenner. Sie geben Ihnen Halt und Stabilität. Sie werden feststellen, dass Sie beim Trampolinschwingen Körperregionen spüren werden, die Sie vorher nicht kannten, weil das Schwingen in die Tiefe geht und einen besonderen Teil Ihrer Muskeln trainiert, den man mit „normalem" Muskeltraining nur sehr umständlich erreichen kann. Wir erreichen durch das Schwingen sehr tiefgelegene Muskelschichten, die sogenannte Skelettmuskulatur. Diese spannt sich um unsere Knochen und gibt dem Körper die Spannung und Stabilität, um aufrecht zu gehen und zu stehen. Diese Muskeln halten alles an seinem Platz und sorgen dafür, dass wir eine gewisse Grundspannung haben. Wenn Sie nach den Trainingsplänen schwingen, werden Sie nach kurzer Zeit feststellen, dass Ihre gesamte Körperstatik sich verändern wird. Sie werden anders gehen, anders stehen, anders sitzen.

Dysbalancen

Dysbalancen sind durch Fehlhaltungen und Fehlstellungen verkürzte und falsch entwickelte Muskeln. Das geschieht, wenn wir irgendwo Schmerzen erleiden und uns so bewegen, dass diese Schmerzen nicht auftreten – wir nehmen eine Schonhaltung ein. Dadurch werden einseitig Muskeln trainiert und bilden sich stärker aus als auf der anderen Seite. Das hört sich erst einmal nicht so schlimm an, hat aber weitreichende Konsequenzen, da über Jahre hinweg vorhandene, muskuläre Dysbalancen zu Veränderungen des Knochenapparates führen können. Wenn das geschieht, sind Schmerzen vorprogrammiert. Aus diesem Grund kann ich Ihnen nur empfehlen: Schwingen Sie, sooft Sie können.

Ihr gesamter Bewegungsapparat wird gleichmäßig, harmonisch bis in die tiefergelegenen Schichten trainiert und aktiviert. Dysbalancen jeder Art können Sie so vermeiden und bestehende langfristig beseitigen. Bitte geben Sie sich für die Beseitigung etwas Zeit, denn auch die Dysbalancen kamen ja nicht über Nacht. Das ist ein recht lang dauernder Prozess, aber mit täglichem Schwingen sind diese Dysbalancen gut nach und nach in den Griff zu bekommen.

Verspannungen und Blockaden

Treten Verspannungen auf, sind „vertrocknete“, nicht gut durchblutete Muskelfasern die Ursache. Sie wurden eine Zeitlang überlastet und „verklebten“ dadurch. Wenn man sie wieder bewegt und mit Sauerstoff und Flüssigkeit flutet, verschwinden diese Verspannungen sehr schnell wieder. Die Lösung liegt auf der Hand: Schwingen Sie Ihre Verspannungen weg.

Schwieriger wird es, wenn Verspannungen an Wirbeln ziehen und diese anfangen zu blockieren. Blockaden werden in den meisten Fällen durch Verspannungen ausgelöst. Leider können sie auf die Dauer Auswirkungen auf den Skelettapparat haben: Nicht nur, dass man Schmerzen in den betroffenen Bereichen hat, wenn die Verspannungen nicht gelöst werden, kann sich über einen längeren Zeitraum der Knochen deformieren. Viel mehr als die Verformung aber belastet den Körper der permanente Schmerz, der im Körper einen teuflischen Kreislauf lostritt. Schmerzen verursachen immer eine Ausschüttung von Stresshormonen, und was das bedeutet, wissen Sie bereits aus den vorherigen Kapiteln: Sie verlangsamen den Stoffwechsel und belasten den Organismus und die Psyche.

Nehmen Sie Verspannungen und Blockaden ernst und versuchen Sie sie zu lösen, sobald sie sich bemerkbar machen. Das Trampolin sorgt dafür, dass selbst Verspannungen sich anspannen und entspannen. Das Wichtigste ist aber auch in diesem Fall die überdurchschnittliche Flüssigkeitsaufnahme. Denn Verspannungen werden häufig durch Flüssigkeitsmangel begünstigt.

Die Bandscheiben

Vielleicht erinnern Sie sich, dass wir zu Anfang des Buches über den Schwamm-Effekt gesprochen haben, einen der genialsten Effekte des Trampolins. Denken Sie sich einen ganz normalen Küchenschwamm. Wenn Sie den über Nacht auf der Spüle liegen lassen, wird er trocken. Lassen Sie ihn eine Woche auf der Spüle liegen, ohne ihn zu befeuchten, wird er hart. Und nach einem Jahr kann es passieren, dass er spröde und brüchig geworden ist: Wenn Sie ihn jetzt zusammendrücken würden, würde er wahrscheinlich zerbröseln.

Das Ganze lässt sich auf das Muster übertragen, nach dem Bandscheibenvorfälle funktionieren. Viele Menschen sind davon betroffen, und noch mehr Menschen haben Angst, dass ihnen eines Tages ein solcher blühen könnte – wir alle kennen jemanden, der schon einmal einen hatte. Viele denken, dass der Bandscheibenvorfall etwas mit einem konkreten Unfall oder wenigstens einem bestimmten Ereignis zu tun hat, aber weit gefehlt. Sehen Sie die Bandscheiben als den beschriebenen Schwamm, den Sie sehr lange auf der Spüle liegen gelassen und dann, als er vertrocknet und hart geworden war, einer Belastung ausgesetzt haben: Er ist zerbröselt. Denn ein Bandscheibenvorfall oder eine Bandscheibenvorwölbung sind bedingt durch Flüssigkeitsmangel.

Holen wir etwas weiter aus. Die Bandscheibe ist eine gummiartige Scheibe, die zu 90 Prozent aus Flüssigkeit besteht. Sie dient als Puffer zwischen den einzelnen Wirbeln. Die Bandscheiben fangen alle Schritte, Sprünge und Stöße ab, die auf den Körper wirken. Gleichzeitig sorgen sie dafür, dass beim Bücken, Beugen oder Neigen die Wirbel auf Abstand gehalten werden und nicht aufeinander reiben. Das Problem an den Bandscheiben ist, dass sie jeden Tag Flüssigkeit verlieren, wie eben bei einem nassen Schwamm, den Sie ausdrücken. Die Bandscheiben geben wie ein Schwamm bei jedem Stoß Flüssigkeit ab. Normalerweise füllen sich die Bandscheiben über Nacht wieder mit Flüssigkeit und sind am nächsten Tag voll einsatzfähig und hochelastisch. Der Schwamm würde auch nass bleiben, wenn Sie ihn immer im Wasser liegen ließen und nicht auf der Spüle. Genau so ist es mit den Bandscheiben: Wir trinken meist zu wenig, insbesondere vor dem Zubettgehen, als dass sich die Bandscheiben wieder vollsaugen könnten. Dem Körper steht zu wenig oder vielleicht sogar gar keine Flüssigkeit für solche Reparaturprozesse zur Verfügung.

Diesem Umstand lässt sich zum Glück leicht abhelfen, aber Vorsicht: Es reicht nicht, den vertrockneten Schwamm einfach ins Wasser zu werfen – er saugt sich nämlich keineswegs von alleine voll: Wenn Sie jetzt nur anfangen viel zu trinken, dann füllen Sie zwar Ihr „Spülbecken“, aber wenn Sie Ihre Bandscheiben wirklich fluten möchten, müssen Sie noch etwas anderes tun: Sie müssen den Schwamm unter Wasser tauchen und ihn ein paar Mal fest drücken. Dadurch geht die Luft raus, und durch den Sog-Effekt beim Loslassen wird Wasser in jede Pore gesaugt. Drücken Sie den Schwamm ein paar Mal, wird er tropfnasse und gut durchtränkt sein.

Können Sie die Analogie zum Trampolin erkennen? Das Schwingen auf dem Trampolin ist nichts anderes, als den Schwamm unter Wasser zu tauchen und sanft zusammenzudrücken. Jede Schwingung drückt Ihre Bandscheiben leicht zusammen und zieht sie wieder auseinander. Wenn ausreichend Flüssigkeit zur Verfügung steht, können die Bandscheiben sich vollsaugen und wieder flexibel werden.

Was bedeutet das für Menschen, die schon einen Vorfall oder eine Vorwölbung haben? Die können sich sehr freuen, denn durch den Sog, der beim sanften Schwingen entsteht, wird eine geschädigte Bandscheibe wieder zurückgezogen, mit Flüssigkeit getränkt und wieder elastisch.

Akute Bandscheibenvorfälle

Sie können das Mini-Trampolin sogar bei akuten Bandscheibenvorfällen nutzen. In solchen Fällen rate ich Ihnen, sehr leichtes Schwingen durchzuführen, wirklich sehr leichtes. Hören Sie sehr gut auf Ihren Körper und machen Sie keine Sprünge, nur leichte Schwünge. Nach 5–10 Minuten wird sich eine merkliche Besserung einstellen.

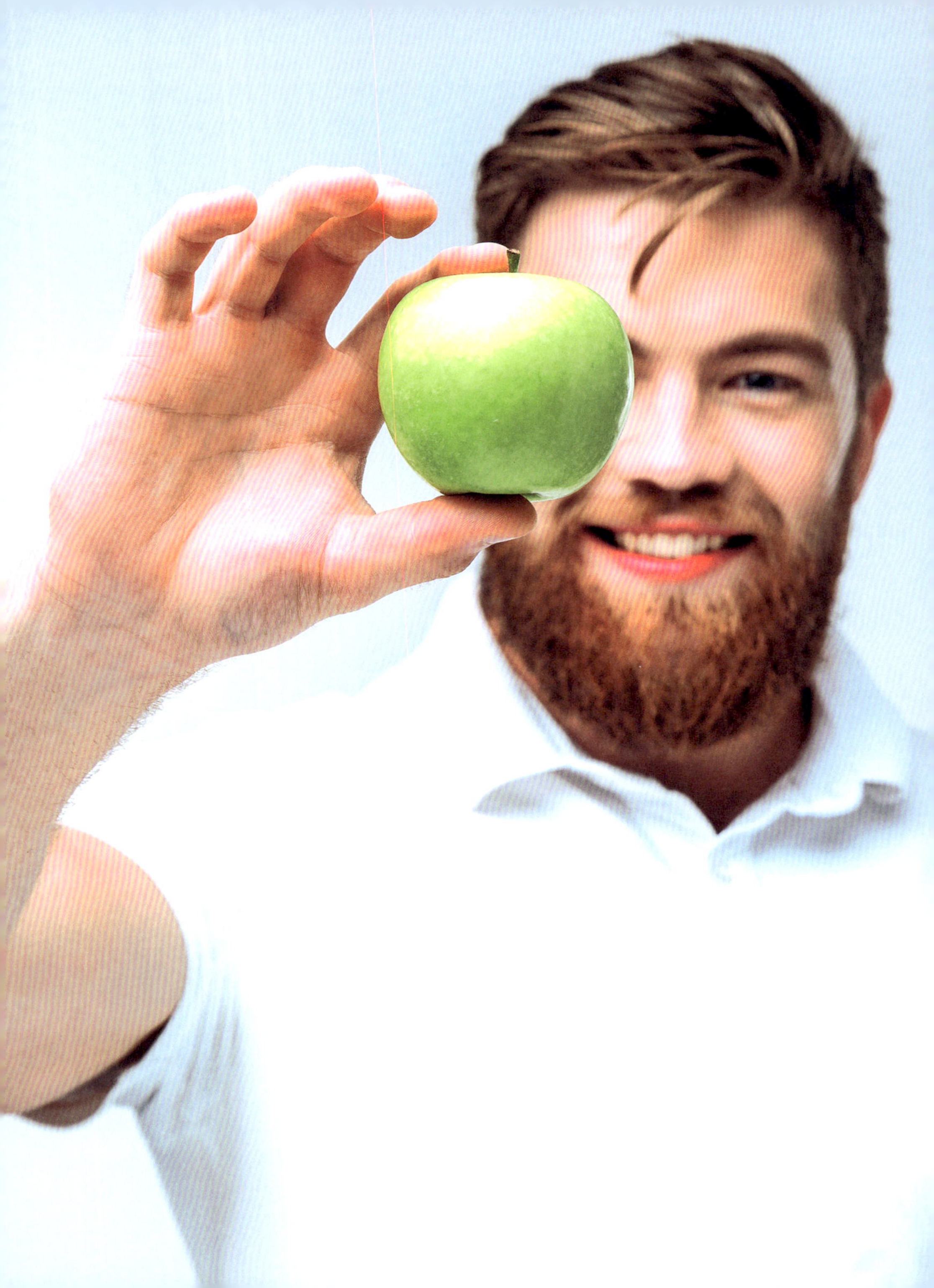

ERNÄHRUNG – OHNE GEHT NICHT(S)

Nicht nur Sauerstoff und Flüssigkeit haben einen großen Einfluss auf Ihre Gesundheit. Ohne die richtigen Nährstoffe kann kein Organismus funktionieren. Wie Sie die besten wählen, damit Ihr Körper optimal versorgt wird, und welches die drei Makro- und 47 Mikronährstoffe sind, auf die Sie nicht verzichten sollten, lesen Sie hier.

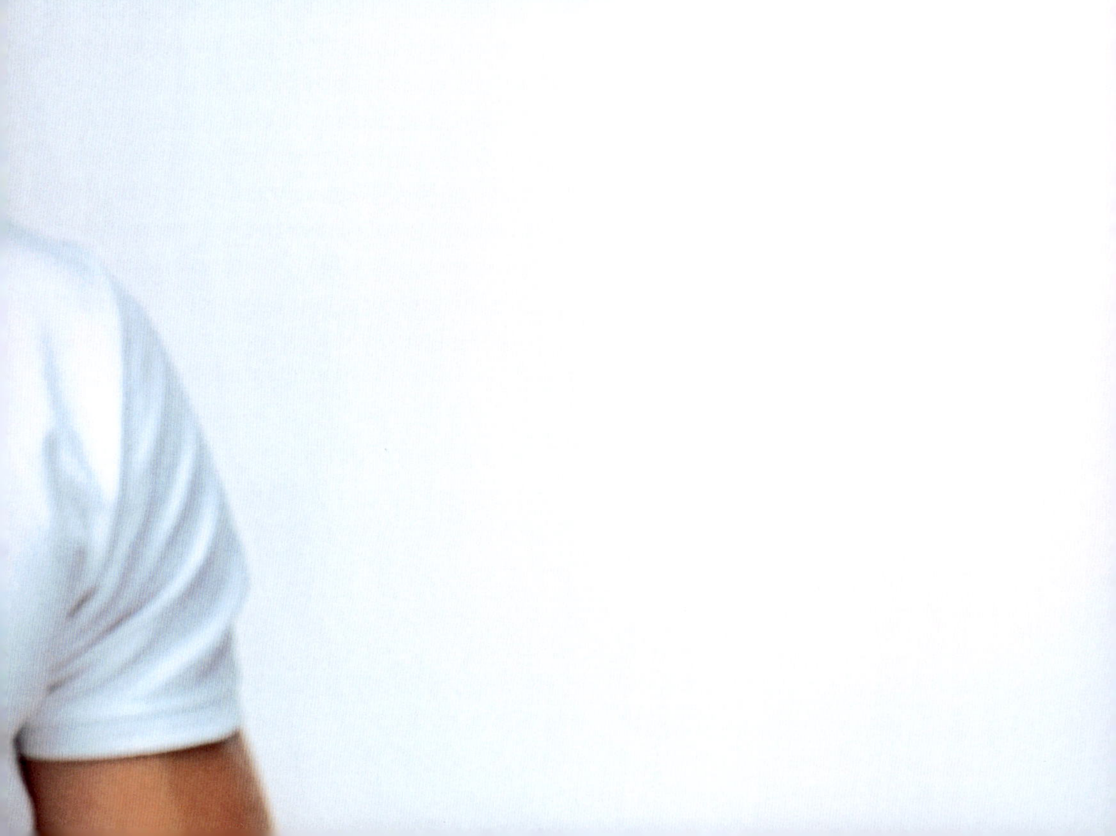

Makronährstoffe

Zu den drei Makronährstoffen zählen Eiweiß, Fette und Kohlenhydrate. Sie sind die hauptsächlichen Nahrungsbestandteile und das Basismaterial, aus dem sich der menschliche Körper zusammensetzt.

Eiweiß – Muskel- und Zellschutz

Protein ist nur ein anderes Wort für Eiweiß. Aminosäuren sind die Bausteine von Eiweiß. Das sind Molekülketten, die in aufgespaltener Form vorliegen und vom Körper schnell und unkompliziert aufgenommen werden können. Aminosäuren sind die Bausteine des Körpers. Der Bauplan des Körpers besteht aus Aminosäureketten. Ja, wir bestehen aus Eiweiß. Wenn wir also wachsen, regenerieren, reparieren sowie stärker werden wollen, dann sollten wir sehr viel von diesen Bausteinen zu uns nehmen.

Leider hat Eiweiß immer noch einen schlechten Ruf – unter anderem, weil Fleisch früher für viele Menschen zu teuer und zudem nur kurz haltbar war. Dass Eiweiß die Nieren schädigt, ist beispielsweise nicht richtig. Sollten Sie natürlich Ihren Eiweißbedarf über Frankfurter Würstchen decken wollen, dann kann ich für nichts garantieren. Setzen Sie lieber auf gute und hochwertige Eiweißquellen. Es muss nicht immer tierisches Eiweiß sein, es kann auch pflanzlich sein. Wir können Aminosäuren auch aus Nüssen, Hülsenfrüchten und Keimen ziehen. Eine Liste finden Sie weiter unten. Auch im Online-Coaching stelle ich Ihnen einen Ernährungsplan vor. Sie können sich zu Ihrem Trainingsprogramm auch einen auf Sie abgestimmten Ernährungsplan erstellen lassen, in dem wir sehr viel Wert auf eine eiweißreiche Ernährung legen.

Eiweiß an sich ist nicht schädlich, auch wenn das immer wieder behauptet wird. Wussten Sie, dass jedes Jahr mehr Menschen an Diabetes und Arteriosklerose sterben als an Lungenkrebs? Diabetes ist auf zuviele Kohlenhydrate und Arteriosklerose auf zu viel Fett bzw. Fast Food zurückzuführen, und beides entsteht, wenn man sich obendrein zu wenig bewegt und kein Sauerstoff in den Organismus kommt. Zu viel Fett und zu viele Kohlenhydrate sind auf alle Fälle größere Risikofaktoren als zu viel Eiweiß und für eine hohe Anzahl an Erkrankungen verantwortlich.

An Eiweiß stirbt man nicht, im Gegenteil, Sie werden stärker, schlanker und leistungsfähiger werden. Wenn Eiweiß tatsächlich so schädlich wäre, wie viele glauben, dann gäbe es auch eine Empfehlung für eine Höchstmenge, die man zu sich nehmen darf. Die aber gibt es nicht: Die maßgeblichen Institutionen DGE (Deutsche Gesellschaft für Ernährung) und die WHO

(Weltgesundheitsorganisation) geben lediglich eine Mindestempfehlung ab.

Die Frage, die Sie sich jetzt stellen sollten, ist: Wieviel brauche ich von diesem Nährstoff pro Tag? Das ist sehr einfach. Es sind 2 g pro Kilogramm Körpergewicht und Tag. Ein 100 Kilo schwerer Mann sollte also 200 g Eiweiß am Tag zu sich nehmen, eine 60 Kilo schwere Frau braucht 120 g Eiweiß pro Tag.

Wenn Sie sich mal bewusst machen, wie groß diese Menge ist, dann werden Sie sehen, dass es nicht ganz leicht ist, auf diese Tagesmenge an qualitativ hochwertigem Eiweiß zu kommen. Deshalb schauen Sie mal in mein Online-Coaching und in den Ernährungsplan. Der Ernährungsplan enthält Gerichte mit der für Sie notwendigen Konzentration und Menge von Eiweiß.

Ich möchte Ihnen diese Zahl erklären, nicht dass Sie denken, ich sauge mir das aus den Fingern. Eiweiß ist für den Körper viel zu wichtig und wertvoll, als dass er daraus Körperfett baut. Der Körper braucht allein für die Erhaltung aller Systeme im Organismus zwischen 0,8 bis 1,2 g Eiweiß pro Kilogramm Körpergewicht und Tag

Wir aber wollen ja nicht nur die Funktionen des Körpers erhalten, sondern wir möchten Alterungsprozessen und Abbauprozessen Einhalt gebieten und sie umkehren, und das geht nur, wenn wir eine Mehraufnahme von Eiweiß gewährleisten. Sind wir körperlich aktiv, dann werden aus diesen 1,2 g ganz schnell 2 g, die wir wirklich benötigen, um den Bedarf, den wir durch das Training erzeugt haben, wieder aufzufüllen. Und ich rede nicht über Muskelpakete oder Muskelberge, ich spreche von Reparieren und Aufhalten. Wenn Sie wirklich an mehr Muskeln und Leistung interessiert sind, dann sind wir schnell bei 3 g, wenn nicht sogar 4 g Eiweiß pro Kilogramm Körpergewicht. Welche Eiweißquellen ich Ihnen empfehle, sehen Sie hier in den folgenden Tabellen. Nehmen Sie sich einmal die Zeit und drehen alles, was Sie im Supermarkt kaufen, um und schauen Sie sich die Nährwertangaben an. Alles, in dem mehr Kohlenhydrate als Eiweiß enthalten sind, stellen Sie wieder ins Regal. Sie werden überrascht sein, wie leer Ihr Einkaufswagen an der Kasse ist.

Empfehlenswerte Eiweißquellen

TIERISCHES EIWEISS	PFLANZLICHES EIWEISS	NAHRUNGSERGÄNZUNGEN
Fleisch, Fisch, Magerquark, Käse, Milch, Ei	Hülsenfrüchte, Nüsse, Linsen, Bohnen, Mais, Soja	Molkeeiweiß, Eiweißpulver, Eiweißriegel, Aminodrinks

Machen Sie sich bitte zum Schluss bewusst, dass das Trampolin Ihnen hilft, die Nährstoffe an die richtige Stelle zu bringen. Aus diesem Grund kann ich Ihnen nur raten, vor und nach dem Schwingen, egal in welcher Intensität, einen guten Eiweißshake mit Wasser (natürlich!) zu sich zu nehmen und am besten noch eine Prise Kristallsalz in den Shake zu mischen.

Und noch ein Hinweis: Eiweißshakes sind keine Chemie! Viele denken, es handelt sich bei Eiweißshakes um chemische Präparate, aber weit gefehlt. Im Online-Coaching finden Sie ein paar gute Bio-Produkte, die ich Ihnen aus eigener Erfahrung bedenkenlos empfehlen kann. Sie können selbstverständlich auch drei Stunden vor dem Schwingen eine andere Eiweißquelle essen, wenn Sie keine Shakes konsumieren möchten. Wichtig ist nur, dass ausreichend Eiweiß im Körper vorhanden ist.

Die richtige Menge Eiweiß

Alle nationalen und internationalen Gesellschaften für Ernährung geben Mindesteinnahme-Empfehlungen für Eiweiß, aber keine Höchstmenge bzw. Einschränkung. Man sollte nur auf die Qualität des Eiweißes (und der anderen Makronährstoffe), die man zu sich nimmt, achten. Seinen Eiweißbedarf mit Wurst und Käse zu decken, wäre grob fahrlässig, weil beides viel zu Fett, zu viel schlechtes Natriumchlorid, also Kochsalz, zu viele Sulfate und sowie Nitrate enthält. So steigt nicht nur der Cholesterin-Wert, sondern auch die restlichen Blutwerte gehen in die Höhe! Also: Gute Eiweißquellen suchen! Mehr dazu erfahren Sie im Online-Coaching.

Nahrungsmittel mit hohem Eiweißgehalt

NAHRUNGSMITTEL	EIWEISSGEHALT IN g/100 g
1Ei	7
Mais	8
Kidneybohnen	9
Magerquark	12
Dinkelvollkornflocken	14
Weizenkleie	15
Hering	19
Thunfisch	21
Krabben	22
Lachs	22
Linsen	23
Leinsamen	24
Erdnüsse	25
Light-Käse (17 % Fett)	31
mageres Fleisch	20–25

Vorsicht bei Joghurt

Nur weil Joghurt weiß ist, heißt das nicht, dass auch viel Eiweiß drinsteckt! Joghurt, auch Naturjoghurt, enthält sogar eher wenig Eiweiß, dafür aber Milchzucker. Deshalb ist Joghurt keine gute Eiweißquelle und eher als Energie- bzw. Zuckerlieferant zu sehen.

Wenn Sie mir nicht glauben, schauen Sie sich bitte die Nährwerte eines Bechers Naturjoghurt an. Vergleichen Sie ihn einfach mal mit einem Becher Magerquark. Wenn Ihnen Magerquark zu weit weg ist, habe ich nichts dagegen, wenn Sie einen Naturquark mit 20 % Fett essen: immer noch besser als Joghurt!

Kohlenhydrate – Brennstoff des Motors

Zucker ist sozusagen ein anderes Wort für Kohlenhydrate. Wenn Sie Brot, Reis, Nudeln oder Müsli essen, essen Sie im Prinzip Zucker. Unser Körper kennt nur die drei Makronährstoffe, egal wie wir sie nennen. Ist aber gar nicht schlimm, denn wie Sie oben schon gelesen haben, bin ich kein Feind von Zucker, sondern habe schon dargestellt, dass (Körper-)Fette im Feuer der Kohlenhydrate verbrennen. Ebenso bin ich ein Verfechter von Zucker für das Gehirn, denn es ist bewiesen, dass unser Gehirn, um anständig zu arbeiten, zwischen 160 und 200 g Kohlenhydrate, also Zucker, braucht. Allein schon aus diesem Grund können Low-Carb- oder No-Carb-Diäten nicht funktionieren. Bei diesen Ernährungsformen wird auf Kohlenhydrate fast bzw. ganz verzichtet. Die Verfechter dieser „Diäten“ lassen außer Acht, dass ein dauerhaft niedriger Blutzuckerspiegel zwar der Figur guttut, aber auf lange Sicht zu Depressionen führen kann. Deshalb tun Sie mir und sich selbst einen Gefallen: Essen Sie Kohlenhydrate. Zwar mit Hirn und Verstand, aber lassen Sie sie nicht weg.

Noch ein bisschen Basiswissen. Es werden diese vier Kategorien Zucker (Kohlenhydrate) unterschieden, hier jeweils mit Beispielen:

- Einfachzucker (Monosaccharide): Fruchtzucker, Traubenzucker
- Zweifachzucker (Disaccharide): Milchzucker, Rohrzucker
- Dreifachzucker (Trisaccharide): Honig
- Mehrfachzucker (Polysaccharide): Vollkornbrot, Vollkornreis

Es gilt nicht nur fürs Eiweiß: Sie brauchen gute Kohlenhydrate, und zwar morgens und mittags. Abends würde ich Ihnen raten, auf kohlenhydratreiche Ernährung zu verzichten, denn die sorgt nur dafür, dass Sie mit einem erhöhten Insulinspiegel ins Bett gehen. Und der bewirkt Fetteinlagerungen, weil Sie in der Nacht ja weniger Fett verbrennen. Das heißt, setzen Sie auf komplexe Kohlenhydrate, also auf die Mehrfachzucker, da diese eine niedrigere Insulinausschüttung verursachen als die anderen Zuckerarten.

Das Thema Insulin ist komplex, aber wissen sollten Sie, dass Einfachzucker eine hohe Insulinausschüttung verursachen, die wiederum für eine vermehrte Fetteinlagerung sorgt. Deshalb macht Fast Food dick: Es besteht aus viel Einfachzucker und viel gesättigtem Fett, das direkt in die Fettzellen eingebaut werden kann. Obendrein sorgen Einfach- und Zweifachzucker dafür, dass der Blutzuckerspiegel schnell nach oben rast, aber auch schnell wieder nach unten fällt, was zu Heißhungerattacken führt. Essen Sie zwischendurch mal Kekse oder Obst oder Schokolade, werden Sie feststellen, dass Sie ca. 30 Minuten später Heißhunger bekommen. Das liegt daran, dass nach dem schnellen Anstieg Ihres Blutzuckerspiegels ein schneller Fall folgt. Wenn der Spiegel sich im Keller befindet, signalisiert er dem Gehirn, dass es Zucker braucht. Setzen Sie daher auf Mehrfachzucker, denn die lassen den Blutzuckerspiegel langsam steigen und langsam wieder abfallen und es entstehen keine Heißhungerattacken.

Insulin ist nichts anderes als ein Hormon. Wenn Sie regelmäßig schwingen, werden Sie weniger Heißhunger haben. Sie werden weniger Lust auf Süßes bekommen. Sie werden vernünftiger essen. Wieso? Es ist alles eine Sache der Hormone. Das Schwingen löst im Körper die Produktion verschiedener Hormone aus: zum einen die Produktion von Adrenalin, zum anderen von Dopamin. Beides führt im Gehirn zu den bekannten Glückshormonen, den Endorphinen. Adrenalin ist der beste Appetitzügler, den es gibt, und genau das ist der Grund, warum Sie durch das Schwingen weniger Lust auf Süßes haben werden. Adrenalin sorgt für weniger Hunger. Das wissen Sie aus eigener Erfahrung: Wenn Sie mal in einer aufregenden Situation mit viel Adrenalin im Blut waren, hätte ich Ihnen Ihr Lieblingsessen vorsetzen können und Sie hätten es nicht angerührt.

Ich fasse noch einmal zusammen: Wir brauchen Kohlenhydrate, am besten in Form von Mehrfach- bzw. Vielfachzuckern, also Vollkornprodukten, da diese zu einem geringeren Blutzuckeranstieg und somit auch zu einer geringeren Insulinausschüttung führen. Insulin ist das Hormon, das für die Fetteinlagerung und somit für die Gewichtszunahme verantwortlich ist. Obendrein hemmt Insulin die Fettverbrennung. Daher sollte man versuchen, die Insulinausschüttung möglichst gering zu halten, insbesondere vor und während des Ausdauertrainings, wo man ja viel Fett verbrennen möchte. Also, achten Sie darauf, wann und welchen Zucker Sie essen!

Lebensmittel mit guten und schlechten Kohlenhydraten

GUTE KOHLENHYDRATE	SCHLECHTE KOHLENHYDRATE
Vollkornbrot	Weißbrot, Brötchen
Vollkornnudeln	Nudeln
Haferflocken	Cornflakes
Dinkelvollkornflocken	Joghurt
Kartoffeln	Fastfood
Linsen, Kidneybohnen	Süßigkeiten
Nüsse	Kuchen, Kekse, Plätzchen, Schokolade
Weizenkleie	Weißmehl
Obst, Gemüse	Haushaltszucker, gezuckerte Getränke

Ihr Gehirn braucht zwischen 150 und 200 g Kohlenhydrate am Tag. Das sind ca. 600 bis 800 kcal. Schwingen Sie mit mir noch eine Runde auf dem Trampolin, dann verbrauchen Sie pro Stunde noch mal 500 kcal. Das wären dann auch noch mal 60 bis 80 g Kohlenhydrate, je nach Intensität und Ihrem Fitnessgrad. Addieren wir die Werte, dann kommen wir pro Tag auf ca. 250 g Kohlenhydrate. Das wären ca. 1.000 kcal an Energie aus „Zucker“, die Ihr Körper braucht.

Hier noch eine Übersicht über den Kohlenhydratanteil verschiedener Lebensmittel:

Der Kohlenhydratanteil von Nahrungsmitteln

NAHRUNGSMITTEL	KOHLENHYDRAT-ANTEIL IN g/100 g
Brokkoli	1,7
Beeren	8,3
Apfel	11,4
Kartoffeln	12,3
Erdnüsse	13,4
Vollkornbrot	39,2
rote Linsen	57,4
Nudeln	72
Cornflakes	80
Zucker	100

Der tägliche Kohlenhydratbedarf hängt sehr stark von Ihrer körperlichen Verfassung und Ihren Tätigkeiten ab. Es liegt auf der Hand, dass Büromenschen weniger Kohlenhydrate brauchen als Bauarbeiter, die den ganzen Tag körperlich hart arbeiten. Generell gilt: Jeder Stoffwechsel ist anders.

Fette – nützlicher, als man denkt

Ebenso wenig sinnvoll wie auf Eiweiße und Kohlenhydrate zu verzichten ist es, Fett wegzulassen, den dritten der Makronährstoffe. Das wäre grob fahrlässig, denn Ihr Organismus braucht Fett. Fett ist essentiell, also lebensnotwendig, da es Mikronährstoffe und Stoffwechselprozesse im Körper gibt, die Fette erfordern. Zum Beispiel können Sie ohne Fett die lebenswichtigen, fettlöslichen Vitamine nicht aufnehmen. Und wenn die über längere Zeit fehlen, kommt es zu Mangelerkrankungen, die ernste Folgen haben können. Insbesondere die mittlerweile sehr populären Omega-Fettsäuren wirken hier Wunder. Sie sind entzündungshemmend und gefäßschützend, um nur mal zwei Effekte zu nennen. Mehr zu ihren Vorteilen finden Sie im Online-Coaching.

Man unterscheidet drei Arten von Fetten. Davon sind die mehrfach ungesättigten Fettsäuren extrem wichtig für die Zellen und den (Zell-)Stoffwechsel. Was Sie nicht unbedingt brauchen, sind gesättigte Fettsäuren. Mit denen kann Ihr Körper nichts anfangen, deshalb lagert er sie ein – ungünstig. Diese finden Sie in Fast Food und frittiertem Essen. Dann gibt es ungesättigte Fettsäuren, die sind schon ein bisschen besser, da der Körper diese schon teilweise zur Energiegewinnung heranziehen kann, aber immer noch nicht die optimale Art von Fett.

Was Sie dringend brauchen, sind mehrfach ungesättigte Fettsäuren, wie die Omega-Familie 3, 6 und 9. Diese helfen Ihnen bei ganz vielen Prozessen Ihres Organismus und Ihres Stoffwechsels. Sie unterstützen auch die Regulation des Cholesterinspiegels und halten ihn auf einem normalen

		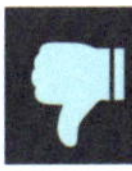
Einfach und mehrfach ungesättigte Fettsäuren: In Pflanzenölen und Fisch	Gesättigte Fettsäuren: In tierischen Fetten	Transfettsäuren: In Pommes frites, Chips und allem Frittiertem

Der Omega-Fettsäure-Haushalt

Versuchen Sie, auf mehrfach ungesättigte Fettsäuren zurückzugreifen und Frittiertes zu meiden. Naturbelassene Öle und Fette sind sehr gut und sollten erhitzten und verarbeiteten Fetten vorgezogen werden. Wichtig zu wissen ist außerdem, dass Omega-3-Fettsäuren entzündungshemmend sind und wie ein entzündungshemmendes Medikament wirken. Wie das genau funktioniert, würde hier den Rahmen sprengen, daher finden Sie die passende Studie dazu in meinem Online-Coaching. Achten Sie gut auf Ihren Omega-Fettsäure-Haushalt, denn es lohnt sich wirklich.

Niveau. Des Weiteren schützen diese Fette Sie vor Herz-Kreislauf-Erkrankungen. Also, legen Sie bitte Wert auf gute Fette und Öle. Eine Liste mit guten Fetten finden Sie hier:

Nahrungsmittel mit hohem Fettsäuregehalt

ÖLSORTE	ANTEIL DER OMEGA-6-FETTSÄURE IN %	ANTEIL DER OMEGA-3-FETTSÄURE IN %
Kakaobutter	3	0
Kokospalme	3	0
Leinöl	15	60
Maiskeim	52	1
Olive	7	1
Raps	20	9
Soja	53	8
Sonnenblume	63	0,5
Walnuss	59	12
Weizenkeim	52	10

Lernen Sie dazu!

Unser Organismus folgt keinem Trend. Er folgt einem ausgewogenen und eiweißreichen Ernährungsplan, und das schon seit vielen tausend Jahren. Glauben Sie mir, auch ich würde mir wünschen, dass der Körper Pizza, Pasta und Süßes so verbrennt, dass es nie ansetzt, aber leider ist es auch mir nicht möglich, die menschliche Chemie zu ändern. Wir müssen uns alle den biochemischen Gegebenheiten unseres Körpers stellen und akzeptieren, dass Eiweiß der Grundbaustein unseres Körpers ist, Kohlenhydrate unsere Brennstoffe darstellen und Fette unabdingbar sind.

Möchten Sie lange gesund und aktiv bleiben, dann kommen Sie nicht umhin, sich mit dem Thema Ernährung zu beschäftigen. Sie sollten auch die Nährwertangaben auf den Nahrungsmitteln studieren, die Sie zu sich nehmen. Sie schauen ja auch beim Tanken Ihres Autos darauf, was Sie in den Tank füllen, deshalb sollte Sie auch interessieren, was Sie in sich selber „füllen".

Im Online-Coaching erhalten Sie sehr viele Informationen zu diesen Themen. Informieren Sie sich und verschaffen Sie sich Klarheit darüber, was gut für Sie ist und was Ihnen schadet. Alles, was Sie im Online-Coaching lesen, sehen und hören, ist recherchiert und durch unabhängige Studien belegt. Dort finden Sie keine Diätpläne und keine Wunder, sondern klare und verständliche Fakten. Ich möchte Ihnen zum Thema Ernährung nur eine kleine Formel mit auf den Weg geben:

- Ist die Kalorienaufnahme so groß wie der Verbrauch, dann bleibt Ihr Gewicht konstant.
- Ist die Kalorienaufnahme größer als der Verbrauch, dann nehmen Sie zu.

- Ist die Kalorienaufnahme kleiner als der Verbrauch, dann nehmen Sie ab.

So einfach ist das. Aber: Auf keinen Fall sollten Sie hungern! Essen Sie sich immer satt und erhöhen Sie lieber den Verbrauch durch Bewegung, wenn Sie an einer Gewichtsabnahme interessiert sind. Hunger erzeugt nur Stress im Körper und im Kopf und blockiert den Organismus. Der Jojo-Effekt ist dann vorprogrammiert – ich weiß, wovon ich spreche. Nur wer sich gesund und ausgewogen ernährt und dabei aktiv bleibt, wird dauerhaft mit einer guten Figur gesund bleiben.

Die drei Makronährstoffe haben Sie nun kennengelernt. Sicher könnte man sagen, es reicht, nur diese drei Stoffe zu sich zu nehmen, und ja, sicher könnten Sie so auch überleben – viele Menschen auf unserem Planeten müssen das sogar. Aber wenn Sie mehr wollen oder sogar das Optimum erreichen möchten, sollten Sie die Fertiggerichte im Kühlregal Ihres Supermarkts in Zukunft stehen lassen und sich mit den Mikronährstoffen beschäftigen.

Mikronährstoffe

Möchten Sie länger leben? Möchten Sie aktiver und fitter sein? Möchten Sie wacher und konzentrierter sein? Möchten Sie gesunde Knochen und Gelenke? Möchten Sie ein gutes Immunsystem und Abwehrkräfte? Möchten Sie einen gesunden und leistungsfähigen Organismus? Dann sehen Sie dieses Kapitel bitte als Tuning-Anleitung für sich und Ihr Fortbewegungsmittel, Ihren Körper. Wenn Sie dann noch auf dem Trampolin schwingen, bringen Sie die ganzen „Treibstoffe, Schmierstoffe und Kühlstoffe“ in jede Zelle und machen aus Ihrem Körper eine Hochleistungsmaschine, die Ihnen richtig Freude bereiten wird.

Zu den Mikronähstoffen gehören Vitamine, Mineralien und Spurenelemente.

Wie kann es sein, dass Mikronährstoffe, deren Menge meist in Milligramm angegeben wird, so eine ungeheure Wirkung auf unseren Körper haben sollen bzw. können? Denken Sie dran, das Gift einer Klapperschlange ist auch in Milligramm tödlich. Lassen Sie sich gesagt sein, ohne Vitamine, Mineralien und Spurenelemente ist das Leben nur halb so schön. Es gibt insgesamt 47 lebenswichtige Mikronährstoffe, und auf diese sollten Sie Wert legen. Es ist im Rahmen dieses Buches nicht möglich, im Einzelnen auf alle 47 einzugehen, aber Sie finden im Online-Coaching sehr viele Informationen über dieses Thema.

Was Sie wissen sollten, ist, dass zu einem funktionierenden Organismus, der uns wirklich lange erhalten bleibt, mehr gehört als Eiweiß, Kohlenhydrate und Fett. Gerade weil das Mini-Trampolin so sehr auf Ihre Zellen wirkt, sollten Sie wissen, was diese Zellen erhält, stärkt und lange am Leben hält. Wenn Sie das Thema Mikronährstoffe vernachlässigen, tun Sie sich keinen Gefallen (genauso wenig, wenn Sie kein Eiweiß zu sich nehmen, denn dann bringt das ganze Training nichts für Ihre Muskeln, Gelenke oder Knochen). Übrigens: Das Training macht auch mehr Spaß, wenn Sie Zusammenhänge kennen und nachvollziehen können.

Vitamin C

Ein ultimatives Zelltraining bedeutet, die Zellen mit allem zu versorgen, was sie brauchen. Ein extrem wichtiger Mikronährstoff dabei ist das Vitamin C, das bekannteste Vitamin. Es gehört zu den sogenannten Antioxidantien, was so viel wie „zellschützend" bedeutet. Vitamin C schützt die Zellen vor einer frühzeitigen Oxidation, also dem Zelltod. Es legt sich um die Zelle wie die Schale um einen Apfel. Aus diesem Grund ist es eines der lebenswichtigsten Vitamine, die wir kennen. Ohne Vitamin C würden Sie nicht lange überleben, denn ein Vitamin-C-Mangel kann tödlich sein. Das haben Seefahrer jahrhundertelang erfahren müssen, die monatelang auf hoher See keine frischen Früchte essen konnten und an Muskelschmerzen, Zahnausfall und fleckiger Haut litten und oft sogar starben. Sie litten an Skorbut, der bekanntesten Vitamin-C-Mangelerkrankung, an der heute zum Glück niemand mehr sterben muss.

Ich kann hier gar nicht aufzählen, was Vitamin C alles macht, denn es ist so unglaublich viel. Es ist neben dem Schutz der Zellen beteiligt am Aufbau des Bindegewebes, es verbessert die Wirkung des Insulins, hilft beim Aufbau von Knochen und verbessert die Blutfettwerte, es unterstützt die Regulierung des Blutdrucks und, und, und. Die Liste ist schier endlos. Daher ist eine gute Versorgung mit einem hochwertigen Produkt hier sinnvoll. Die Dosierungen sollten sich zwischen 1.000 mg als Mindestdosis bis hin zu 12.000 mg als Maximaldosis für Extremsportler bewegen. Mit

Die besten Nahrungsmittel für Vitamin C

LEBENSMITTEL	VITAMIN-C-GEHALT IN mg/100 g
Kiwi	121
grüne Paprika	139
rote Paprika	140
Petersilie	166
Schwarze Johannisbeere	189
Guave	270
Sanddorn	500
Hagebutte	1250
Acerolakirsche	1700

einer Versorgung von 1.000 mg pro Tag können Sie nichts falsch machen und sorgen für eine gute Grundversorgung Ihres Körpers.

Die B-Vitamine

In der Familie der B-Vitamine sollten Sie alle Mitglieder berücksichtigen. Bei den B-Vitaminen handelt es sich um acht Vitamine, die für viele Dinge in Ihrem Körper verantwortlich sind, von der Aufspaltung Ihrer Nahrung bis hin zum Gehirnstoffwechsel, dem Aufbau von Knochen und Muskeln und der Blutbildung. Eine Vitamin-B-Mangelversorgung kann weitreichende Folgen haben. Näheres dazu finden Sie in meinem Online-Coaching, hier möchte ich Ihnen nur empfehlen, täglich ein Vitamin-B-Komplex-Präparat einzunehmen, damit Ihre Grundversorgung gewährleistet ist. Mit den B-Vitaminen tunen Sie Ihren Körper, erlangen mehr Energie und Gesundheit und schützen sich erwiesenermaßen vor Gefäßverkalkung und somit vor einem Herzinfarkt. Und wenn Sie durch das Schwingen auf dem Trampolin diese Vitamine auch noch an die richtige Stelle bringen, können Sie sich umso mehr an ihren positiven Wirkungen erfreuen.

Vitamin D

Das „Sonnenvitamin" ist das meistunterschätzte Vitamin unserer Zeit. Ein Mangel hat extrem negative Auswirkungen: Von Müdigkeit über Lustlosigkeit bis hin zu Depressionen ist alles dabei. Viele Menschen wissen gar nicht, dass ihnen dieses Vitamin fehlt, und wundern sich, dass sie nicht in die Gänge kommen und schlecht drauf sind. Da können Sie so viel schwingen wie Sie wollen – wenn Vitamin D fehlt, wird Ihnen auch das Schwingen nicht sonderlich viel bringen.

Das Vertrackte am Vitamin D ist, dass Sie es nicht über Lebensmittel zu sich nehmen können. Der Körper produziert es selbst, aber nur, wenn Sie lange und ausreichend in der Sonne sind. Das bedeutet, in kurzen Hosen und kurzem T-Shirt mindestens 20 Minuten in der Sonne täglich, und das das ganze Jahr über! Ich denke, das schafft niemand von uns. Aus diesem Grund kann ich Ihnen nur dringend empfehlen, Vitamin D in großen Mengen von 2.000 bis 4.000 I.E. (Internationale Einheiten) pro Tag zu sich zu nehmen. Sie werden sehen, wenn der Speicher sich langsam füllt, dann werden Sie auch dann eine Stimmungsverbesserung bemerken, wenn Sie vorher schon ein fröhlicher Mensch waren.

Es gibt noch wesentlich mehr Vitamine, die ich Ihnen gern ans Herz legen würde, aber wie gesagt, es würde den Rahmen sprengen und außerdem möchte ich ja auch einen Anreiz schaffen, dass Sie sich bei meinem Online-Coaching anmelden! Dort erfahren Sie alles über die Funktionen von weiteren Vitaminen.

Mineralien

Diese Mineralien sind für Ihre Zellversorgung unabdingbar. Von Muskel- und Nervenschutz und Sauerstoffversorgung der Zellen bis hin zu Konzentrationsstärkung und Knochenaufbau ist alles dabei, wozu diese vier in der Lage sind. Wir brauchen Zink, Magnesium, Calcium und Eisen unbedingt, am besten in einem guten Verhältnis und in einer guten Qualität. Sie werden sehen, dass diese Mikronährstoffe Ihnen guttun, wenn Sie deren Aufnahme sicherstellen: Ein erholsamer Schlaf, ein besseres, konzentrierteres Arbeiten und weniger Gelenk- und Muskelschmerzen sind nur ein paar der Dinge, die sich positiv verändern werden.

Wichtig ist immer, dass Sie die Wirkstoffe auch in den Organismus schwingen, denn dann haben Sie die beste Wirkung. Aus diesem Grund nehme ich all meine Mikronährstoffe eine Stunde vor dem Schwingen zu mir. Dann stehen sie dem Organismus direkt zu Verfügung und werden durch das Schwingen in die Zellen gebracht, dorthin, wo ich sie haben möchte.

Zink

Zink ist für einen guten Muskel- und Zellstoffwechsel wichtig. Dazu kommt, dass Zink das Immunsystem stärt und schützt. Gleichzeitig hat es eine antioxidative (zellschützende) und antientzündliche Wirkung im Körper. Hier können Sie 25 bis 40 mg pro Tag problemlos einnehmen. Einnahmen über 150 mg pro Tag sollten Sie vermeiden, da dies toxisch auf Ihren Körper wirken könnte.

Die besten Nahrungsmittel für Zink

LEBENSMITTEL	ZINK IN mg/100 g
Buchweizen, ganzes Korn	2,7
Weizenmehl Type 1700	3,2
Erdnüsse, geröstet	3,4
Linsen, getrocknet	3,7
Paranüsse	4
Haferflocken	4,1
Edamer, 30 % Fett i. Tr.	5,3
Kürbiskerne	7

Magnesium und Calcium

Die Mineralstoffe Magnesium und Calcium stehen in einem besonderen Verhältnis zueinander und sind unabdingbar für den Körper. Die Versorgung sollte ausreichend sein und immer im richtigen Verhältnis erfolgen. Calcium und Magnesium sind wichtige Mineralstoffe, die insbesondere für starke Knochen wichtig sind, aber auch beispielsweise für die Erregungsleitung im Nervensystem.

Ein Mangel eines dieser Mineralien kann zu Osteoporose, also erhöhter Knochenbrüchigkeit, und Störungen des Nervenleitungssystems mit Muskelzuckungen, Muskelkrämpfen (etwa Wadenkrämpfen) bis hin zu Herzrhythmusstörungen führen. Dass Calcium für den Knochenaufbau sehr wichtig ist, hat sich mittlerweile herumgesprochen, aber Magnesium ist für die Knochen mindestens genauso wichtig, um einer Osteoporose vorzubeugen.

Neuere Untersuchungen deuten außerdem darauf hin, dass Magnesium das Risiko von Herz-Kreislauf-Erkrankungen senken kann. Des Weiteren wird angenommen, dass ein Magnesiummangel mit einer chronischen Entzündung und damit mit vielen chronischen Krankheiten in Zusammenhang gebracht werden kann. Bei der Aufnahme sollten Sie beachten, dass Calcium nur „in Anwesenheit“ von Vitamin D3 aufgenommen werden kann. Ohne genügend Vitamin D3 wird das Calcium nicht ins Blut aufgenommen! Das richtige Verhältnis von Magnesium und Calcium erreichen Sie am besten, wenn Sie auf Brausetabletten zurückgreifen, in denen die beiden Mineralstoffe bereits im richtigen Verhältnis vorliegen und so die beste Wirkung entfalten können.

Die besten Nahrungsmittel für Calcium und Magnesium

NAHRUNGSMITTEL	CALCIUM-GEHALT IN mg/100 g	MAGNESIUM-GEHALT IN mg/100 g
grüne Bohnen	55	24
Brokkoli	65	15
Emmentaler Käse	960	33
fettarme Milch	120	12
Himbeeren	40	30
Linsen	75	77
Parmesankäse	1230	42
Weizenkleie	43	590

Eisen

Eisen ist ein Mineral, das insbesondere Frauen benötigen, denn sie verlieren über ihren Zyklus vermehrt Eisen. Dies führt zu Müdigkeit und Erschöpfungszuständen und kann im schlimmsten Fall eine Blutanämie zur Folge haben. Aber nicht nur Frauen brauchen Eisen, auch Männer, da der Körper Eisen nicht selbst herstellen kann. Es sollte bei Bedarf also zugeführt werden. Wenn Sie wenig Fleisch essen, machen Sie sich bitte über eine zusätzliche Eisenaufnahme Gedanken. Ein Eisenmangel kann Luftnot und Atembeschwerden auslösen, und wenn Sie das Gefühl haben, nicht fit zu sein, obwohl Sie ausreichend trainiert sind, könnte ein Eisenmangel der Grund sein. Eine Blutuntersuchung lohnt sich, um Sicherheit zu erlangen. Eine tägliche Zufuhr von 30 bis 50 mg Eisen pro Tag ist sehr förderlich und hilfreich für viele Funktionen des Körpers.

Die besten Nahrungsmittel für Eisen

LEBENSMITTEL	EISEN-GEHALT IN mg/100 g
Hafer, ganzes Korn	5,8
Sonnenblumenkerne	6,3
Pfifferlinge	6,5
Austern	6,7
Hühnerei, Eigelb	7,2
Jakobsmuscheln	7,5
Leinsamen	8,2
Sauerampfer	8,5
Hirse, ganzes Korn	9
Pinienkerne	9,2
Mohn	9,5
Sesam	10
Kürbiskerne	12,5

Ausgewogenheit zählt

Wie Sie sehen, gibt es oft Wechselwirkungen zwischen den einzelnen Stoffen, und aus diesem Grund sollten Sie darauf bedacht sein, Ihren Körper mit allem Notwendigen zu versorgen. Ich kann Ihnen ans Herz legen, sich näher mit dem Thema Mikronährstoffe im Online-Coaching zu beschäftigen und sich ausreichend zu informieren.

Mein Ziel für dieses Buch ist es, Ihnen bewusst zu machen, dass ein gesundes Leben einfach mehr erfordert als nur Sport. Es erfordert auch mehr als nur gute Ernährung. Um ein langes, gesundes und fittes Leben zu führen, ist ein ausgeklügeltes und vor allem intelligentes Zusammenspiel vieler Faktoren nötig. Es wäre doch schade, wenn Sie sich täglich abmühen, auf dem Trampolin schwingen, viel trinken und dann doch nicht all die tollen Effekte erzielen, die durch ein bisschen mehr Wissen durchaus ebenfalls noch drin gewesen wären. Alles in allem ist es ein hochkomplexes Zusammenspiel von Essen, Trinken, Bewegen, Erholen und Schlafen. Wenn Sie hier die richtige Mischung hinbekommen, steht einem gesunden und glücklichen Leben nichts im Wege.

Warum das alles in einem Buch über Trampolinschwingen? Das Trampolin bewegt Zellen, es aktiviert Zellen, es versorgt Zellen mit allem Notwendigen. So können die Schäden, die unsere Umwelt, Alltag und Stress hervorrufen, durch Schwingen behoben werden – aber eben nur, wenn alles, was der Körper braucht, in ausreichender Mengen vorhanden und verfügbar ist. Nehmen Sie eine Stunde vor dem Schwingen alles, was Sie möchten, zu sich, und schwingen Sie es in die Zellen.

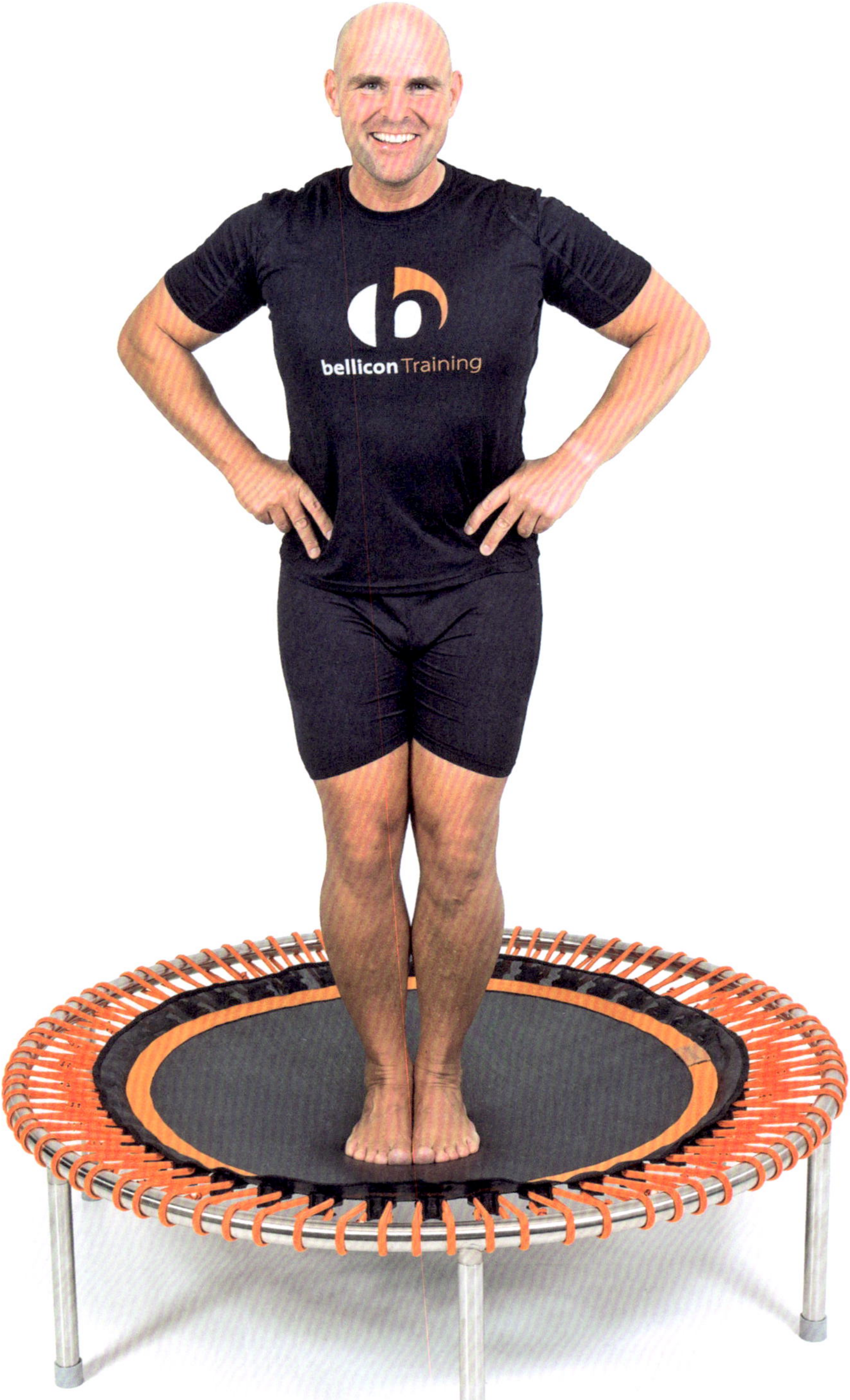
bellicon Training

BEVOR SIE ANFANGEN

Sie haben nun hoffentlich Lust, sich mit dem Thema Schwingen auch aktiv zu beschäftigen! Bevor Sie starten, gibt es noch ein paar Dinge zu klären. Sie erfahren, wie Sie das Training auf dem Mini-Trampolin am besten für sich nutzen. Wir ermitteln in verschiedenen Tests, wo Sie im Moment stehen, und verdeutlichen noch einmal, worauf es beim Schwingen ankommt. So können Sie nichts falsch machen!

Wer darf, wer darf nicht?

Wer darf und wer darf nicht bzw. wer sollte erst seinen Arzt fragen? Wenn Sie einen Arzt zum Thema Mini-Trampolin befragen, wird er Ihnen eher davon abraten, da er vermutlich nur die Stahlfedergeräte kennt. Ich könnte jetzt frech sein und sagen, jeder darf und kann schwingen. Wenn jeder richtig schwingen würde, dann wäre das auch kein Problem. Da ich aber Ihren aktuellen Gesundheitszustand nicht kenne, muss ich Sie aufklären, wann Sie vorsichtig sein sollten. Wenn Sie

- gerade frisch operiert wurden, egal an was,
- vor Kurzem einen Herzinfarkt oder Schlaganfall erlitten haben,
- Thrombosegefahr vorliegt,
- unter eingeschränkter Nierenfunktion leiden,
- unter einer Erkrankung des lymphatischen Systems leiden,

sollten Sie nur nach Rücksprache mit Ihrem Arzt schwingen! Wenn Sie glauben, dass Sie sich trotzdem aufs Trampolin wagen möchten, dann probieren Sie es vorsichtig aus. Achten Sie darauf, was Ihr Körper Ihnen rückmeldet, und wenn Sie spüren, dass es Ihnen nicht guttut, dann lassen Sie es bitte so lange sein, bis Sie sich wirklich in der Lage dazu fühlen. Ihr Körper ist der beste Ratgeber, den Sie haben. Hören Sie einfach auf ihn. Sie werden in Bruchteilen von Sekunden wissen, ob die Schwingung Ihnen guttut oder ob Sie es lieber sein lassen sollten. Auch Ärzte können nicht das fühlen, was Sie fühlen, und auch nur vorsichtshalber davon abraten, zu viel zu tun. Das möchte ich auch noch mal betonen: Sollten Sie unter einem der genannten Krankheitsbilder leiden, dann konsultieren Sie bitte einen Arzt, bevor Sie starten, und überanstrengen Sie sich bitte nicht. Hören Sie auf Ihren Körper! „Alles was Ihnen guttut, ist gut für Sie!“, so Dr. med. Volker Zitzmann, Facharzt für Chirurgie, Orthopädie und Unfallchirurgie in Köln.

Warum rate ich Ihnen nicht von der Nutzung des Mini-Trampolins ab, wenn Sie einen frischen Bandscheibenvorfall haben oder eine Stauchung oder Prellung? Im Gegenteil auch hier befürworte ich sie, weil bei einem leichten Schwingen der Heilungsprozess schneller vonstatten geht. Gehen Sie das Schwingen in einem solchen Fall aber vorsichtig an! Lernen Sie, selbst zu merken, ob es Ihnen guttut oder nicht, und wenn nicht, dann lassen Sie es bitte sein. Keinen falschen Ehrgeiz, denn der schadet meist eher, als er nützt.

Wir fassen zusammen: Schwingen ist immer möglich. Nur bei den oben genannten Krankheitsbildern konsultieren Sie bitte einen Arzt. Und außerdem – aber das sollte selbstverständlich sein – gilt immer: Schwingen Sie bitte nur, wenn Sie sich gesund und fit fühlen. Bei einem grippalen Infekt oder einer Erkältung besteht absolutes Schwingverbot. Kommen Sie bitte nicht auf die Idee, im kranken Zustand zu schwingen. Das würde den Infekt oder die Erkältung nur verstärken und verschlimmern. Dies gilt insbesondere, wenn Sie fiebrig sind! Dann erst recht absolut keinen Sport. Ein fieberhafter Infekt kann sich sehr schnell zu einer Angina Pectoris (Herzmuskelentzündung) ausweiten, die im schlimmsten Fall einen tödlichen Ausgang haben kann.

Wenn Sie bereits Sport treiben

Egal welche Sportart Sie betreiben, Sie brauchen immer ein geschmeidiges Bindegewebe und eine stabile Muskulatur und Grundspannung. All das liefert Ihnen das regelmäßige Training auf dem Trampolin, und am besten gefällt mir daran, dass es absolut gelenkschonend ist!

Knochen, Bänder, Sehnen und Gelenke werden intensiv trainiert und stabilisiert. Sie kennen ja jetzt den Sog-Effekt des Trampolins, Sie kennen den Effekt, dass alles geschmiert wird, Sie kennen den Effekt, dass jede Zelle mit Sauerstoff angereichert wird. Für alle Arten von Sport, die Sie sonst ausüben, ist das ein großer Vorteil. Und sollten Sie sich einmal in Ihrer Sportart verletzt haben, können Sie mit dem sanften Schwingen auf dem Trampolin die Nährstoffe, die Sie brauchen, schneller und effektiver zur betroffenen Stelle transportieren.

Triathleten, Läufer, Radfahrer, Fußballer, Schwimmer, Leichtathleten, Golfer, alle Sportarten profitieren von diesem Ganzkörpertraining. Jede Faszie, jeder Muskel, jedes Stück Gewebe wird aktiviert, geschmiert, geschmeidig gehalten und mit Blut, Nährstoffen und Flüssigkeit versorgt und Sie trainieren Ihren Gleichgewichtssinn. Skifahrer nutzen das Gerät, um im Sommer in Schwung zu bleiben und trainieren Abfahrtsläufe darauf. Auch Basketballern und Beachvolleyballern würde ich das Schwingen empfehlen, auch wenn es sich vermutlich etwas ungewohnt anfühlen wird, da Sie sich hier nicht auf hartem Boden, sondern einer elastischen Matte bewegen. So ließe sich die Liste unendlich weiterführen, denn es gibt keine Sportart, für die das Mini-Trampolin nicht eine sinnvolle Ergänzung darstellt. Ja selbst für Schach, eine Gehirnsportart, ist es extrem zu empfehlen, da das Schwingen auch das Gehirn trainiert.

Weniger ist mehr

Leider ist unsere Generation, insbesondere der westlich geprägte Europäer, sehr leistungsbewusst und denkt immer, es müsse anstrengend sein, sonst bringt es ja nichts. Aber dies ist hier nicht der Fall. Gerade beim Schwingen muss man verstehen, dass die Schwungintensität nichts mit der Effektivität zu tun hat. Jede Schwingung zählt, egal wie hoch oder wie intensiv. Alle positiven Effekte, die Sie mit dem Schwingen erzielen können, erzeugen Sie schon bei leichtem Einsatz des Trampolins und einer leichten Schwingung. Genau das ist die Schwierigkeit dieses Trainings: die Einfachheit gepaart mit der Leichtigkeit. Man muss sich nicht anstrengen und man muss sich nicht verausgaben, damit es etwas bringt. Wenn man das verstanden hat, dann hat man weder Angst vor der Anstrengung noch vor dem Gerät.

Man muss verstehen lernen, dass es weder die Dauer noch die Intensität sind, auf die es ankommt. Es ist die Regelmäßigkeit, mit der man etwas erreicht. Es kommt nicht darauf an, dass Sie einmal in der Woche eine Stunde schwingen. Natürlich ist das toll, und wenn es das ist, was Sie wollen und können, dann ist das für den Moment das Richtige für Sie. Es ist besser als nichts, und Sie haben auch dadurch tolle gesundheitliche Erfolge. Ich möchte Ihnen nur sagen, dass kurze und dafür häufigere Einheiten sinnvoll sind, sogar sehr sinnvoll: Am besten ist es, sich immer mal zwischendurch draufzustellen und zu schwingen.

Sollten Sie sich auch noch fragen, wo Sie das Gerät hinstellen sollen, rate ich Ihnen: mitten in den Weg! Damit Sie sozusagen immer drüber fallen, wenn Sie daran vorbei müssen. Damit erinnern Sie sich immer an das Schwingen. Ich kann Ihnen nur davon abraten, Ihr Mini-Trampolin nach jedem Training wegzuräumen, weil dann die Gefahr steigt, dass es weggeräumt bleibt – aber wenn Sie erst einmal mit dem Schwing-Virus infiziert sind, werden Sie es so oder so immer wieder hervorholen.

Kommen wir zurück zur Schwingung. Stellen Sie sich einfach einmal auf das Mini-Trampolin und fangen Sie langsam an, eine Schwingung ohne große Intensität zu erzeugen, gerade so, dass die Matte Sie bewegt und Sie leicht auf und ab schwingen. Das reicht schon. Jetzt können Sie dabei fernsehen oder einfach aus dem Fenster schauen. Oder Sie starten das erste Video des Online-Coachings und lassen sich von mir durch Ihr erstes Training führen.

Schwingen, nicht hüpfen!

Mit den Füßen immer Kontakt zur Matte halten und nicht die Füße von der Matte lösen – so einfach wäre es. Sie werden sehen, so einfach, wie es sich liest, ist es aber nicht. Ich hoffe, dass Sie sich schon im Online-Portal angemeldet haben oder sich die App runtergeladen und das Einführungsvideo angeschaut haben. Dort erkläre ich sehr genau, was der Unterschied zwischen Hüpfen und Schwingen ist und was man beachten sollte.

Der große Unterschied zwischen Schwingen und Hüpfen ist, dass wir die Füße nicht von der Schwungmatte nehmen. Wir können die ganze Zeit mit den Füßen auf der Matte bleiben und einfach nur „in die Matte" schwingen. Das hört sich leicht an, aber Sie werden sehen, so leicht ist das gar nicht. Es ist schon eine etwas größere Aufgabe, da Sie sich sozusagen zwingen müssen, nicht zu hüpfen.

An dieser Stelle möchte ich gern eines loswerden: Wenn Sie eine Übung nicht so ausführen, wie ich sie beschreibe, passiert Ihnen nichts. Weder fallen Sie gleich tot um noch verletzen Sie sich, Sie tun sich rein gar nichts. Das ist wichtig zu wissen. Also, machen Sie sich bitte nicht verrückt, wenn es gerade am Anfang mit den Bewegungen und den Übungen nicht so klappt.

Das Training auf dem Trampolin ist gar nicht so einfach. Das Schwingen allein ist kein Problem. Auch das Gleichgewicht halten ist für viele unproblematisch. Aber wenn wir dann später zu Übungen für die Schultern, den Rücken, die Beine und den Bauch kommen und die Bewegungen etwas komplexer werden, dann werden Sie feststellen, dass das nicht so einfach ist. Seien Sie unbesorgt, es ist noch kein Meister vom Himmel gefallen. Ich werde Sie langsam, aber sicher an komplexe Übungen heranführen. Und denken Sie daran: Je öfter Sie es machen, desto leichter wird es, oder, wie Saadi, ein persischer Dichter des 13. Jahrhunderts, es ausdrückte: „Alles ist schwer, bevor es leicht wird!"

Ich bin schon seit Jahren Ausbilder und Dozent für Mini-Trampoline und habe noch keinen Menschen kennengelernt, der das Gerät von der ersten Sekunde an beherrscht hat. Mittlerweile habe ich weit über 200 professionelle Trainer auf dem Trampolin ausgebildet, und es war nicht einer dabei, der das Gerät auf Anhieb fehlerfrei beherrscht hätte. Mir ging es ebenso. Das, was Sie im Online-Coaching und in der App sehen, ist das Ergebnis jahrelangen Trainings und von immer wieder Üben, Üben, Üben. Ich mache das nun schon mehr als sechs Jahre lang täglich, und es ist auch für mich immer wieder eine Herausforderung. Sie möchten meine ersten

Schritte auf dem Trampolin nicht gesehen haben. Und zum Glück hat sie auch keiner gesehen ...

Warum das beim Mini-Trampolin so ist? Bei einem normalen Kurs wie Aerobic oder Bauch-Beine-Po oder Ähnlichem müssen Sie sich nur auf die Übung und den Takt konzentrieren. Hier haben wir nun ein Gerät, das eine Eigendynamik hat. Und durch Ihre Schwunghöhe und Schwungintensität kommen Variablen hinzu, die man bei normalen Kursen oder Bewegungen eben nicht hat. Aber wie gesagt, wir fangen langsam an, und ich gewöhne Sie an die Übungen und an die Bewegung. Ich habe schon mehrere Tausend Menschen auf dem Trampolin bewegt und mir ist noch nie jemand runtergefallen – und auch Sie werden das nicht tun, das verspreche ich Ihnen.

Barfuß oder mit Socken?

Ich habe Ihnen noch nichts darüber erzählt, wie Sie sich auf das Trampolin stellen sollen. Wenn Sie das Online-Portal oder die App aktiviert haben, konnten Sie schon sehen, dass ich das Ganze barfuß ohne Socken oder Strümpfe mache. Das hat mehrere Gründe. Mit Socken ist die Schwungmatte recht rutschig und man neigt leicht zum Ausrutschen, das ist gar nicht so ungefährlich. Deshalb mein Rat: Bitte nur barfuß!

Wenn man ohne Schuhe schwingt, sind die Auswirkungen auf die Füße und den gesamten Körper effektiver. Auch das Risiko des Umknickens ist ein Punkt, der gegen Schuhe auf dem Trampolin spricht. Und haben Sie schon mal etwas von Fußreflexzonen gehört? Das Trampolin-Training ohne Schuhe ist reines Fußreflexzonen-Training! Ich werde dazu in einem späteren Kapitel noch einiges ausführen.

Meine klare Empfehlung lautet daher: Wenn Sie wirklich alle gesundheitlichen Aspekte voll ausschöpfen wollen, dann sollten Sie das Ganze barfuß machen und sich auf ein tolles befreites Fußgefühl freuen. Wir werden Übungen machen, die ausschließlich für die Füße sind, und ich werde Ihnen erklären, welche Auswirkungen sie auf Ihren gesamten Körper haben. Es wird Sie begeistern!

Dos and Don'ts

Ich möchte hier noch auf ein paar Gefahrenquellen hinweisen, die Sie unbedingt beachten sollten, damit auch wirklich nichts Ihren Schwingspaß trübt. Ich möchte Ihnen aber auch zeigen, was Sie tun sollten, um das Schwingen effektiver zu machen.

- Was Sie absolut nicht dürfen, ist Kaugummi kauen! Auf gar keinen Fall! Die Gefahr, dass es beim Schwingen in die Luftröhre kommt, ist viel zu hoch und stellt eine riesige Gefahr des Erstickens dar. Da bin ich sehr penibel und das sollten Sie wirklich ernstnehmen. Wenn Sie sich nicht daran halten und das Kaugummi tatsächlich in der falschen Röhre landet, haben Sie nicht mehr viel Zeit zum Reagieren. Bringen Sie sich und andere nicht in eine solche Situation!

- Schuhe und Socken sollten nicht getragen werden. Bei Schuhen ist immer die Gefahr des Umknickens gegeben, bei Socken rutschen Sie leicht aus, es sei denn, Sie tragen Anti-Rutsch-Socken.
- Runterspringen verboten! Hüpfen Sie niemals aus vollem Schwung vom Gerät! Ich habe Ihnen eingangs schon ein wenig über g-Kräfte erzählt. Das gilt für das Absteigen vom Gerät erst recht. Bitte steigen Sie immer genauso ab, wie Sie auch aufsteigen, niemals aus vollem Schwung und voller Höhe, so wie Kinder das gern tun. Warum können Kinder sich das erlauben, aber Erwachsene nicht? Kinder wiegen nicht so viel wie Erwachsene. Also wirkt sich die g-Kraft (Erdbeschleunigung) bei Kindern in absoluten Zahlen nicht so heftig aus wie zum Beispiel bei einem 80 Kilo schweren Mann, dessen Füße dann mit einer Kraft von über 300 Kilo auf dem Boden aufkommen. Können Sie sich die Auswirkungen auf Fuß und Knöchel vorstellen? Man weiß nie genau, ob nicht der Fuß, der Knöchel oder das Knie irgendwann mal eine Vorverletzung erlitten haben, aber sollte das der Fall sein und es erfolgt durch einen Sprung vom Trampolin so ein „Impact"-Einschlag auf den Körper, kann eine versteckte Verletzung, die bisher keine Probleme gemacht hat, auf einmal richtig schlimm werden. Denken Sie immer daran, Kinder wiegen nicht so viel, Kinder haben weiche Knochen und Gelenke. Um sich auch auf dem Trampolin immer gut abzufedern, sollten Sie beim Schwingen auch niemals die Gelenke ganz durchstecken, sondern immer ein bisschen im Gelenk gebeugt bleiben.
- Räumen Sie alles rund um das Trampolin weg! Lassen Sie nichts unter oder neben dem Gerät stehen. Sollten Sie aus irgendeinem Grund zwischendurch absteigen müssen, weil das Telefon klingelt oder Sie sich nicht wohlfühlen, dann ist es wirklich im Interesse Ihrer Sicherheit, dass absolut nichts rund um das Gerät steht, um eine Sturzgefahr auszuschließen. Vorsicht ist besser als Nachsicht! Vertrauen Sie mir, ich weiß, wovon ich spreche.
- Achten Sie auf eine ausreichende Flüssigkeitszufuhr vor, während und nach den Übungen. Warum das so wichtig

ist, habe ich Ihnen schon erklärt (siehe S. 40). Trinken Sie vor dem Schwingen 300–500 ml Wasser. Anschließend sollten Sie Ihren Wasserkonsum noch mal für den Tag erhöhen.

- Wie schon erwähnt, besteht bei einem grippalen Infekt oder einer Erkältung absolutes Schwingverbot. Schwingen Sie bitte niemals in krankem Zustand, denn das verstärkt oder verschlimmert den Infekt oder die Erkältung nur, besonders, wenn Sie Fieber haben. Nach einer frischen Operation holen Sie sich unbedingt von Ihrem Arzt das Okay zum Schwingen.
- Sollten Sie merken, dass Sie sich einmal auf dem Trampolin nicht wohlfühlen, lassen Sie es bitte sein. Falscher Ehrgeiz hat noch niemandem etwas gebracht! Deshalb mein Rat, wenn Sie sich nicht wohlfühlen: lieber aussetzen und an einem anderen Tag wieder einsteigen und nicht übertreiben.
- Ich kann Ihnen wärmstens empfehlen, bei offenem Fenster zu schwingen, wann immer es Ihnen möglich ist. Noch besser ist natürlich der Garten oder die Terrasse. Denken Sie an den Schwamm-Effekt, den ich Ihnen beschrieben habe: Jede Zelle wird durch den Sog aktiviert und möchte sich mit Sauerstoff und Nährstoffen vollsaugen. Das sollten Sie im Kopf behalten und sooft Sie können bei offenem Fenster oder an der frischen Luft schwingen. Denn damit stellen Sie sicher, dass durch Ihre Lungen und durch das Schwingen jede Zelle mit frischem Sauerstoff angereichert wird.
- Aus Erfahrung weiß ich, dass es keinen Sinn macht, kurz nach dem Essen zu schwingen. Frisch gegessen ist das Schwingen eher eine Qual als eine Freude. Warten Sie nach dem Essen besser 20 bis 30 Minuten, bevor Sie auf das Gerät steigen.
- Verzichten Sie bitte auf kohlensäurehaltige Getränke. Gerade Frauen haben ein Problem mit der Kohlensäure in Getränken, denn sie kann sich beim Schwingen zu einem Magendruck entwickeln, wenn man sie nicht rauslassen kann.
- Mineral- und Vitalstoffe nehmen Sie am besten vor dem Schwingen zu sich.

Das Trampolin ist das Beste, was Sie für Ihren Beckenboden tun können. Nicht nur für Frauen ist dieses Thema interessant, auch für Männer, nur die geben es nicht zu! Das Schwingen auf dem Trampolin strapaziert extrem die Schließmuskeln und den Beckenboden. Deshalb empfiehlt es sich, vor dem Schwingen die Blase zu entleeren. Es dauert ca. vier Wochen, dann haben sich der Körper und der Beckenboden an das

Schwingen gewöhnt, und man „verkraftet" das Schwingen mit weniger Toilettengängen.

Kurzatmig? Nein danke!

Unsere Lebenszeit ist unser wertvollstes Gut. Denn sie ist begrenzt, und wir sollten sie so sinnvoll wie möglich verbringen und nicht vergeuden. Leider gehen viele Menschen nicht besonders gut mit ihrem Körper um. Sie strengen sich beim Sport übermäßig an, powern sich aus und gehen an ihre Grenzen und wundern sich, warum sich der Körper trotz des ganzen Aufwands weder verändert noch nennenswert fitter wird. Aber gerade Herz und Puls sind der Schlüssel zu ganz vielem, und das zu verstehen, ist einfacher, als Sie denken.

Es gilt für alles, was Sie aktiv tun. Wenn Sie laufen, ohne zu schnaufen, dann sind Sie in der optimalen Frequenz. Eine ausreichende Sauerstoffzufuhr ist dabei extrem wichtig: Viel Sauerstoff im Blut bedeutet viel Sauerstoff in den Zellen, so viel sollten Sie wissen. Das bedeutet umgekehrt: Wenn Sie kurzatmig sind bzw. werden, dann ist zu wenig Sauerstoff in Ihrem Blut – und das ist nicht so toll, um nicht zu sagen, es ist schlecht. Wenn Sie beim Joggen rasen, als wäre eine Horde Jagdhunde hinter Ihnen her, macht das de facto keinen Sinn, denn: Wenn kein bzw. kaum Sauerstoff im Blut ist, dann kann auch kein Fett verbrannt werden, denn jeder Verbrennungsprozess benötigt Sauerstoff. Das gilt für ein offenes Feuer oder einen Grill genauso wie für einen Automotor. Jeder Verbrennungsprozess funktioniert mit Sauerstoff, und so verhält es sich auch mit unserer Fettverbrennung. Je mehr Sauerstoff im Blut, umso besser läuft die Fettverbrennung. Wenn Sie das erste Kapitel mit der Sogwirkung und dem Schwamm-Effekt gelesen haben, dann wissen Sie, dass alle Zellen durch das Schwingen auf dem Mini-Trampolin mit Sauerstoff angereichert werden. Wir haben hier also eine maximale Fettverbrennung und tun etwas für unsere Grundlagenausdauer, denn diese benötigt ebenfalls viel Sauerstoff.

Ist das nicht toll? Sie brauchen also nicht mehr zu tun als einfach nur leicht zu schwingen. Mehr nicht! Es hört sich unglaublich an, es ist aber so. Ich habe Ihnen im Kapitel zum Herzen und zum Herzkreislauf detailliertere Informationen gegeben, damit Sie die Hintergründe besser verstehen (siehe S. 27), aber was mir am allerwichtigsten ist, ist die Tatsache, dass Sie bei allem, was Sie hier mit mir tun, nicht kurzatmig werden sollen, sondern immer ausreichend Luft haben sollen, um noch reden zu können.

Verabschieden Sie sich bitte von der Vorstellung, sich auspowern zu müssen, um erfolgreich etwas für Ihre Figur oder Ihren Fitnesszustand zu tun. Sie können das kinderleicht durch leichtes Schwingen erreichen. Gleichzeitig haben Sie noch einen herrlichen Trainingseffekt für all Ihre Zellen, den Beckenboden, die Bandscheiben, den Rücken und die gesamte Körpermuskulatur. Also, freuen Sie sich auf jede Schwingung, die Sie erleben dürfen. Sie ist etwas ganz Besonderes.

Stress reduzieren

Das Trampolin kann und soll Sie aber nicht nur leistungsfähiger machen, sondern es kann und soll Sie auch entschleunigen. Es kann Ihnen helfen, sich zu entspannen, Stress abzubauen und zu regenerieren. Regeneration und Entspannung sind wesentliche Teile des Trampolin-Schwingens. Selbstverständlich können Sie sich auspowern, aber denken Sie immer daran, dass der Körper auch mal Ruhe und Erholung braucht.

Was ich Ihnen nur raten kann: Schwingen Sie nicht vor dem Schlafengehen. Das Trampolin aktiviert die Zellen und den Organismus und schüttet dadurch wieder viele positive Hormone aus, die uns wach machen. Aus diesem Grund würde ich Ihnen empfehlen, wenn Sie vor dem Schlafengehen noch etwas machen möchten, dann sollten Sie mit mir ein paar Entspannungsübungen auf dem Trampolin machen, denn dafür ist es auch herrlich geeignet. Das Trampolin ist als Hilfsmittel für Entspannungsübungen super und mehr als angenehm.

Testen Sie sich!

Da ich schon so viele Jahre Menschen auf dem Mini-Trampolin bewege, weiß ich, welche Fragen am häufigsten gestellt werden, und möchte diese anhand einfacher und plausibler Tests schon zu Beginn beantworten – und so vielleicht vorhandene Bedenken aus dem Weg räumen, damit Ihrem Schwingspaß nichts im Wege steht.

Der Stress-Test

Wussten Sie, dass Stress sich auch auf Ihren Gleichgewichtssinn auswirkt? Aber nicht nur darauf, sondern auf Ihre ganze Körperchemie. Stress hat zur Folge, dass Stresshormone ausgeschüttet werden. Dabei unterscheiden wir zwei Arten von Stress, Eu-Stress und Dis-Stress. In einem der vorangegangenen Kapitel habe ich das ausführlicher erläutert. Der eine ist der positive Stress, den wir erfahren, wenn wir euphorisch sind und uns freuen. Den anderen erfahren wir, wenn wir gestresst sind und uns ärgern. Das ist der Dis-Stress, der zerstörerische Stress.

Beim positiven Stress werden positive Hormone ausgeschüttet, wie Adrenalin und Dopamin, welche dann Glücksgefühle im Hirn auslösen. Beim negativen Stress wird leider auch ein sehr negatives Hormon ausgeschüttet, das sogenannte Cortisol. Und das hat massive Auswirkungen auf Ihren Fettstoffwechsel und andere Stoffwechselvorgänge in Ihrem Körper, zum Beispiel auf Ihr Schlafverhalten und Ihre Erholungsphasen. Sollten Sie viel Stress haben, der Ihnen nicht guttut, und dabei unter Gewichtsproblemen leiden, dann wissen Sie nun, dass das auch durch das Cortisol bedingt ist und nicht nur an Ihnen selbst liegt, dass Sie nicht abnehmen.

Gegen einen erhöhten Cortisolspiegel kann man etwas tun: Man muss das negative Hormon mit den positiven Hormonen bekämpfen und neutralisieren, also Adrenalin und Dopamin produzieren. Auch die positiven Hormone werden in unserer Nebennierenrinde produziert. Und: Die Nebenniere produziert positive Glückshormone, wenn sie geschüttelt wird. Das ist der Grund, warum Trampolinschwingen, Springen und Hüpfen glücklich machen. Schauen Sie einfach in die Gesichter von Menschen, die auf einem Trampolin stehen. Ich kenne keinen, der nicht grinst oder lacht. Wenn Sie schwingen, erzeugt Ihre Nebenniere automatisch das „Gegengift“ für das Cortisol, und der Cortisolspiegel wird schwingenderweise abgebaut.

Mit einem niedrigen Cortisolspiegel ist Abnehmen kein Hexenwerk mehr. Was ich aber persönlich noch viel besser finde, ist, dass durch einen niedrigen Cortisolspiegel auch das Herzinfarkt-, Schlaganfall- und Krebsrisiko erheblich sinken.

Kommen wir nun zum Stresstest. Ihr Gleichgewichtssinn wird erheblich von Ihrem Stresslevel beeinflusst. Ist Ihr Stresslevel hoch, sinken Konzentrationsfähigkeit und Schlafqualität. Dies können wir messen.

Der Stress-Test

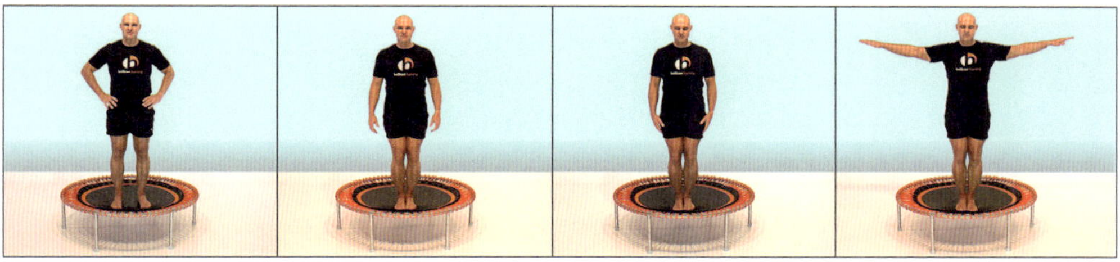

Stellen Sie sich dazu bitte auf Ihr Trampolin. Nehmen Sie die Füße ganz eng ins Zentrum der Matte. Beugen Sie leicht die Knie, nur ganz leicht. Machen Sie den Rücken gerade und strecken Sie die Arme seitlich aus. Und jetzt schließen Sie die Augen.

Sollten Sie länger als 15 Sekunden stabil mit geschlossenen Augen stehen, sind Sie gut, und Ihr Stress hält sich in Grenzen. Die meisten Menschen, die diese Übung zum ersten Mal machen, können kaum fünf Sekunden stehen. Sie werden mit der Zeit feststellen, dass es Tage gibt, an denen Sie problemlos eine Minute oder länger so stehen können, und dann gibt es Tage, an denen Sie keine fünf Sekunden aushalten, weil Sie irgendwas geärgert hat oder Sie gestresst sind.

Wie lange konnten Sie mit geschlossenen Augen stehen? Entspricht es Ihrem Stressempfinden? Wenn Sie das Online-Coaching aktiviert haben, dann mache ich mit Ihnen diese Konzentrationsübungen. Aber nicht, weil ich will, dass Sie sich besser konzentrieren können, sondern weil ich weiß, dass Sie an nichts, aber an absolut gar nichts denken können, während wir diese Übungen machen. Das Einzigartige an diesen Übungen bzw. generell am Trampolin ist, dass es möglich ist, an nichts zu denken, während man schwingt oder nur darauf steht. Es ist Stressabbau pur.

Der Reset-Test

Stellen Sie sich auf Ihr Trampolin. Nehmen Sie die Füße eng zusammen ins Zentrum der Matte. Strecken Sie die Arme nach oben. Denken Sie an etwas, was Sie in letzter Zeit extrem geärgert oder gestresst hat. Nehmen Sie nun den Kopf in den Nacken und schließen Sie dann die Augen. Ich wette, Sie können Ihre Gedanken nicht auf dem Stresslevel halten. Das nennt man Resetten. Wir führen einen Reset Ihres Stressempfindens durch! Ich bin immer wieder begeistert von dieser Methode, mit der man sich einfach und schnell selbst resetten kann.

Der Reset-Test

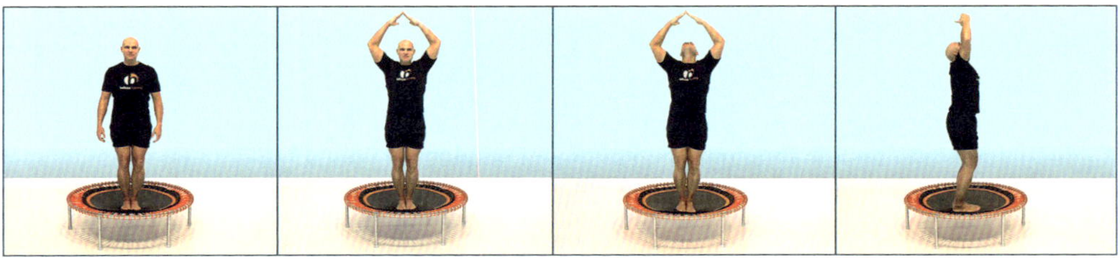

Der Lymph-Test

Haben Sie Ihr Trampolin schon benutzt und sind schon ein wenig drauflos geschwungen? Kann es sein, dass nach kurzer Zeit die Waden geschmerzt haben? Als würden Ihnen die Waden platzen? Ich möchte mit Ihnen einen kleinen Test machen, der Ihnen erklärt, was da geschieht.

Stellen Sie sich hüftbreit auf Ihr Trampolin und fangen Sie langsam an zu schwingen. Nehmen Sie dann einen Arm senkrecht nach oben, strecken ihn richtig fest durch und schwingen Sie intensiver. Wenn Sie es sich zutrauen, dann springen Sie mal etwas in die Luft und tauchen fester in die Matte, während Sie den Arm weiter nach oben halten.

Jetzt müssten Sie so etwas wie einen ganz leichten elektrischen Schlag in Ihrem Handgelenk spüren. Nicht erschrecken: Das ist keine Nervenschädigung und auch keine Empfindungsstörung. Dieses Gefühl entsteht dadurch, dass Ihre Körperflüssigkeiten nach unten beschleunigt werden. Wir haben ja nicht nur Blut als Flüssigkeit in uns, sondern auch Wasser. Und das ist nicht nur in den Zellen gebunden, sondern auch in unserem lymphatischen System, dem Reinigungssystem des Körpers.

Durch das Schwingen auf dem Trampolin erfahren Ihre Körperflüssigkeiten Beschleunigungskräfte, die, wenn man nicht daran gewöhnt ist, dafür sorgen, dass die Flüssigkeiten sich erst einmal in den Waden sammeln. Das ist völlig normal und führt bei den meisten Menschen anfänglich zu extremen Wadenschmerzen. Besonders Frauen haben dabei Bedenken, denn sie glauben zunächst, dass sie durch das Trampolinschwingen riesige Waden bekommen und bald in keine Stiefel mehr passen, aber weit gefehlt: Das hat überhaupt nichts mit der Muskulatur zu tun, sondern ist einfach nur Lymphwasser, das sich in den Lymphgefäßen der Unterschenkel sammelt. Das Spannungsgefühl in den Waden verschwindet auch sofort wieder, sobald Sie vom

Der Lymph-Test

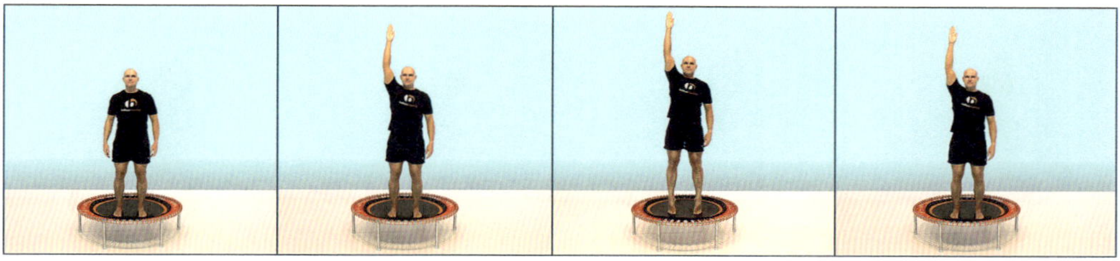

Trampolin steigen und ein paar Schritte gehen.

Der Stand-Test

Kommen wir zu dem für mich eindrucksvollsten Test. Stellen Sie sich diesmal neben Ihr Trampolin, nicht darauf! Ich möchte, dass Sie barfuß auf dem Boden stehen, Ihren Stand wahrnehmen und Ihre Füße spüren. Wie stehen Sie? Wie stehen Ihre Füße? Wie stehen Ihre Beine? Wie stehen Ihre Knie und wie steht Ihre Hüfte? Was sagt Ihr Rücken zu dem Stand? Wie fühlen Sie sich? Ja, ich weiß, viele Fragen, aber bitte versuchen Sie sich zu konzentrieren!

Jetzt steigen Sie auf das Trampolin. Stellen Sie sich hüftbreit auf, sodass Sie sicher stehen. Fangen Sie an, die Fersen abwechselnd hochzuziehen und dabei die Zehenspitzen auf der Matte zu lassen. Ziehen Sie nur die Fersen von der Matte und dehnen Sie die Fußsohle auf. Drücken Sie die ganze Zeit die Zehenspitzen in die Matte. Ein lockeres Gehen entsteht, ohne dass die Zehen die Matte verlassen. Machen Sie das bitte eine Minute lang.

Dann lassen Sie eine Ferse oben und drücken die Zehen ganz fest in die Matte, sodass Sie richtig spüren, dass die Fußsohle aufgedehnt wird. Das, was Sie gerade machen, hat nicht nur Auswirkungen auf Ihre Füße, sondern auf Ihren gesamten Körper. Belasten Sie nun diesen Fuß ein bisschen mehr. Drücken Sie richtig kräftig die Ze-

Der Stand-Test

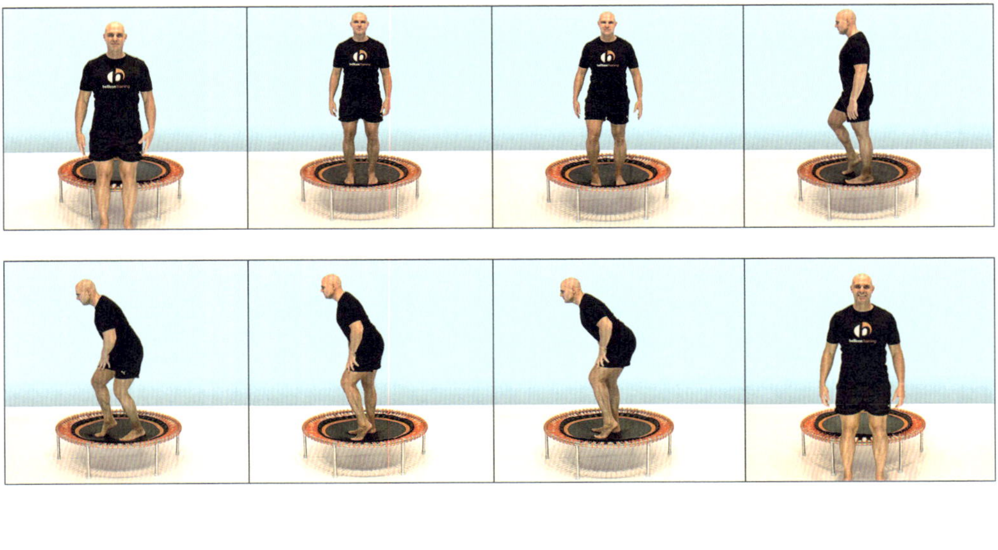

hen in die Matte. Warten Sie noch einen Moment. Drücken Sie also bitte die Zehen fest in die Matte, während Sie weiter auf der Matte wippen bzw. schwingen. Dann wechseln Sie nach ca. einer Minute den Fuß. Auch hier drücken Sie die Zehen in die Matte und halten die Ferse in der Luft und dehnen die Fußsohle richtig kräftig auf. Belasten Sie auch diesen Fuß immer mehr und üben richtig Druck in die Matte aus. Wippen und schwingen Sie dabei mit in die Matte. Danach ziehen Sie noch mal abwechselnd die Fersen von der Matte und lockern die Füße wieder ein bisschen aus. Stellen Sie sich wieder auf den Boden neben das Gerät und spüren Sie den Unterschied. Spüren Sie, wie sich Ihr Stand verändert hat. Spüren Sie Ihre Beine, Ihre Hüfte, Ihren Rücken und Ihre gesamte Körperstatik. Sie werden feststellen, dass Sie jetzt fest und geerdet auf dem Boden stehen.

Der Muskel-Test

Das Mini-Trampolin ist nicht nur ein Ausdauergerät, es lassen sich auch effektiv Muskeln trainieren. Dazu ein Test. Stellen Sie sich ganz breit auf das Trampolin, die Füße ganz an den Rand. Dann neigen Sie sich über den rechten Fuß und belasten nur noch diesen Fuß und dieses Bein. Fangen Sie an zu schwingen und drücken nur diesen Fuß in die Matte, und das immer und immer wieder. Starten Sie mit einer Minute und schauen Sie dann, was die Muskeln des belasteten Beines zu dieser Übung sagen. Ich bin mir ziemlich sicher, dass Ihnen nach 30 Sekunden schon ein Brennen der Muskulatur auffällt. Das Trampolin kann man also zum Muskeltraining oder auch Muskelaufbau einsetzen.

Aber Muskelkater werden Sie keinen bekommen! Warum das so ist, wissen Sie schon.

Der Muskel-Test

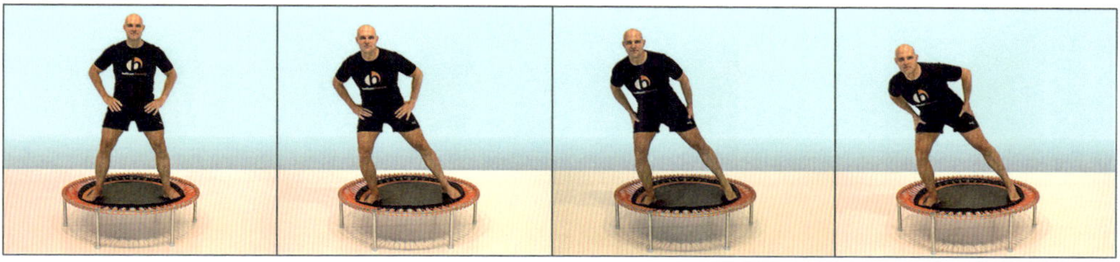

Der Ausdauer-Test

Lassen Sie uns einen kleinen Ausdauertest machen, damit Sie sehen, dass Sie auch Ihre Ausdauer mit dem Mini-Trampolin trainieren können. Stellen Sie sich auf das Trampolin und fangen Sie langsam an zu gehen. Ganz normal zu gehen. Nach ca. 30 Sekunden nehmen Sie die Füße und auch die Knie etwas höher. So hoch, wie Sie sich das zutrauen. Abwechselnd die Knie immer höher ziehen und die Füße dabei höher in die Luft nehmen, bitte! Wir joggen jetzt mal eine Minute bei moderatem Tempo auf der Matte. Sie haben hier keinerlei Stoßwirkung auf die Gelenke oder den Rücken. Und das ist das Besondere: Sie können joggen, laufen, gehen, Skifahren imitieren und vieles mehr, und das völlig gelenkschonend und ohne dass Ihr Gewicht oder Fitnesszustand eine Rolle spielen. Wie fühlen Sie sich nach einer Minute Joggen auf dem Trampolin? Ich denke, man kann es aushalten, aber man merkt schon, dass der Körper etwas leisten muss.

Der Herz-Kreislauf-Test

Ich möchte Ihnen gern zeigen, welche Auswirkungen das Trampolin auf Ihr Herz und Ihre Fitness hat. Dazu messen Sie bitte Ihren Puls in Ruhe, entweder im Stand oder im Sitzen. Den Puls können Sie entweder mit dem Zeigefinger der rechten Hand am linken Handgelenk abnehmen oder an der linken Halsschlagader. Schauen Sie auf die Uhr, zählen Sie in 10 Sekunden die Schläge und multiplizieren Sie die gezählten Schläge mit 6. Dann haben Sie Ihre Herzfrequenz. Beispiel: Sie zählen in 10 Sekunden 10 Schläge, dann beträgt Ihre Herzfrequenz 60 Schläge pro Minute. Zählen Sie 12, dann wären das 72 Schläge pro Minute usw. Dann stellen Sie sich auf das Trampolin und schwingen ganz leicht, und zwar ohne den Einsatz von Armen und Beinen. Einfach nur locker schwingen. Eine Minute,

Der Ausdauer-Test

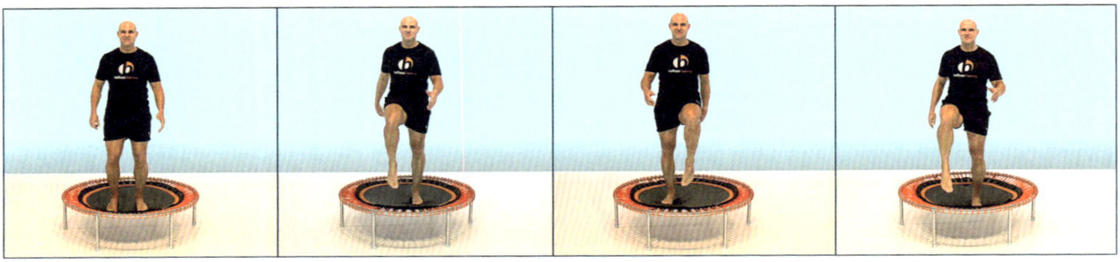

zwei Minuten, so wie Sie möchten. Dann steigen Sie wieder ab, warten drei bis vier Sekunden und suchen Ihren Puls. Wenn Sie ihn gefunden haben, zählen Sie erneut. Sie werden sehen, dass schon das leichte Schwingen dafür sorgt, dass Ihr Puls in die Höhe geht.

Mit diesem einfachen und simplen Test möchte ich Ihnen zeigen, dass Ihr Herz nicht viel Anstrengung braucht, um nach oben zu kommen. Wir kommen spielend leicht in Herzfrequenzen, die den Fettstoffwechsel anregen und die die Grundlagenausdauer trainieren, und darauf kommt es an. Worauf es nicht ankommt: kurzatmig zu werden und sich auszupowern. Training mit Herz und Verstand bringt uns viel schneller ans Ziel!

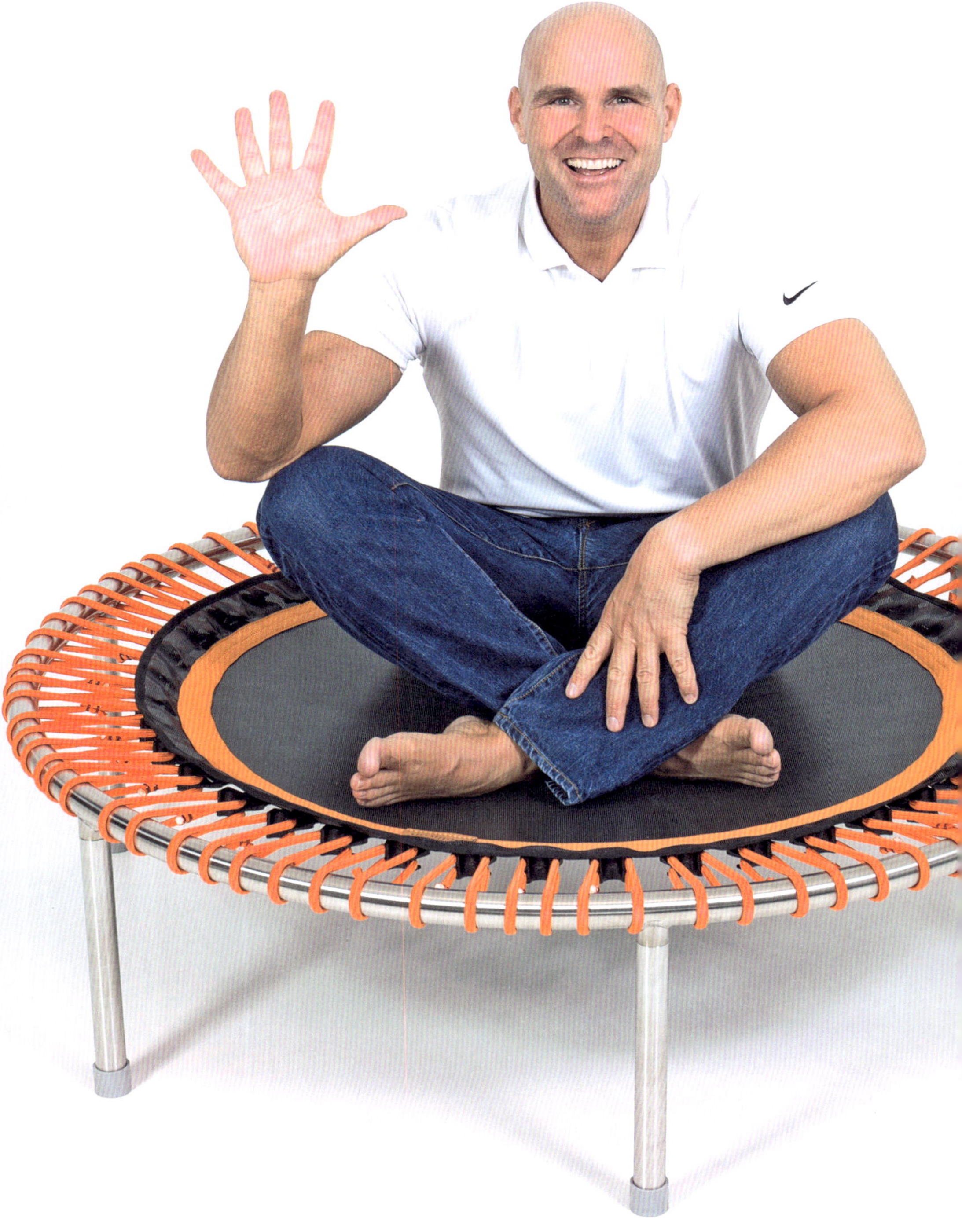

DAS TRAININGS-PROGRAMM

Sind Sie schon ganz ungeduldig? Möchten Sie endlich aufs Trampolin und so richtig ins Training einsteigen? Gut so, denn jetzt geht es los! Freuen Sie sich auf vier Wochen, die mit gezielten Übungen Ihr Leben verändern werden.

Loggen Sie sich jetzt kostenlos ein unter www.give-me-five.tv

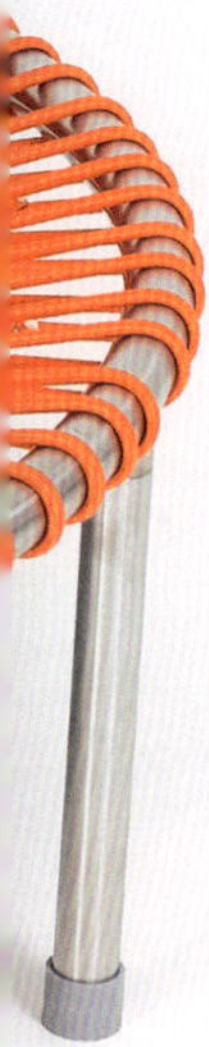

Das Coaching: im Buch, mobil und online

Das Besondere an diesem Buch ist nicht nur das Hintergrundwissen, das ich Ihnen vermittle, und das Schwingen auf dem Trampolin, das Besondere daran ist das Coaching. Sie haben nun die Qual der Wahl! Sie können zwischen Buch-, Online- und Mobil-Coaching wählen, oder noch besser: Sie wählen einfach alle, denn das ist ebenso möglich.

Ich möchte Ihnen kurz die unterschiedlichen Coachings vorstellen, damit Sie eine kleine Entscheidungshilfe haben. In den folgenden Kapiteln finden Sie ein aufeinander aufbauendes Trainingsprogramm für vier Wochen, mit dem Sie leistungsfähiger, konzentrierter, stabiler, kräftiger und fitter werden. Sie bekommen von mir täglich ein Programm, das in Summe fünf Minuten dauert. Aber: Unterschätzen Sie diese fünf Minuten nicht! Es hört sich nach wenig an, aber diese fünf Minuten haben es in sich, und Sie werden schnell sehen, dass „nur" fünf Minuten fordernd sein können – und dementsprechend etwas bringen werden.

Das Programm fängt ganz harmlos an und wird sich nach und nach etwas steigern. Sie werden gefordert, aber definitiv nicht überfordert. Im Buch beschreibe ich Ihnen täglich fünf Übungen, die in der Regel je eine Minute dauern. Es kann aber auch sein, dass es mal nur drei oder vier Übungen sind, die etwas länger dauern, da es hier die Intensität erfordert. Also wundern Sie sich nicht, wenn es nicht immer fünf Übungen sind. Nichtsdestotrotz versuche ich, Sie und Ihre Zellen in fünf Minuten zu aktivieren und Ihnen das Trampolin und seine Wirkung nach und nach aktiv näherzubringen. Gemeinsam werden wir die Übungen machen und ihre Wirkung erfahren.

Und „gemeinsam" ist das Stichwort. Denn ich lasse Sie nicht mit dem Buch, dem Text und den Bildern allein. Nein, ich gebe Ihnen die zusätzliche Möglichkeit, über eine App täglich mit mir zu trainieren und sich tolle Infovideos anzuschauen. Ich trainiere per Video mit Ihnen, und das täglich. Jeden Tag bekommen Sie in der App ein Fünf-Minuten-Video zum Mitmachen! Ich mache die Übungen vor und erkläre im Video auch, was es bringt. Also: Anschauen lohnt sich auf jeden Fall, und das Mitmachen natürlich auch. Die App liefert zusätzlich ein paar tolle Infovideos mit vielen nützlichen Hintergrundinformationen und Tipps.

Die dritte Möglichkeit ist das Online-Coaching. Sie können sich hier zusätzlich zum Trainingsplan einen Ernährungsplan erstellen lassen, entweder „normal" oder vegetarisch. Der ist auf Sie und Ihre Angaben angepasst und wird dafür sorgen, dass Sie sehr abwechslungsreich und lecker essen. Der Fokus liegt natürlich auf ausgewogen, aber eiweißreich! Eine Einkaufsliste für die Zutaten können Sie sich problemlos aufs Handy schicken lassen.

Der große Vorteil des Online-Coachings ist die Vielfalt der Kurse. In meinem Online-Portal befinden sich neben den Fünf-Minuten-Trainingsvideos und den Infovideos mit den Hintergrundinformationen über 500 weitere Trampolin-Übungsvideos zum Mitmachen, in den verschiedensten Längen, von fünf bis 60 Minuten, und von sehr einfach bis hochintensiv. Übrigens: Wenn Sie sich beim Online-Coaching anmelden, dann wundern Sie sich bitte nicht, dass ich Ihnen in Ihrem Trainingsplan zu dem Fünf-Minuten-Video noch einen etwas längeren Kurs vorschlage. Der ist nur optional und keine Pflicht.

Sie erhalten in allen Programmen, egal ob in der App oder im Online-Portal, einen „freundlichen Erinnerer" in Form einer E-Mail, die Sie jederzeit abstellen können. Sie enthält zum einen Ihr Trainingsvideo und zum anderen Rezepte für den Tag und einen tollen Gesundheitstipp extra.

Das persönliche Coaching findet nur über das Online-Portal oder über E-Mail statt. Sie können mir jederzeit eine Mail schreiben und sich bei mir melden, wenn Fragen auftauchen oder Sie einen Rat brauchen.

Probieren Sie einfach alle Varianten aus. Die täglichen Trainings- und Infovideos in der App und im Online-Portal sind die gleichen. Nur im Online-Portal gibt es zusätzliche Trainingsvorschläge von mir und Trainingsvideos für jeden Geschmack plus Ernährung.

An dieser Stelle möchte ich anmerken, dass ich in den folgenden Übungen im Buch sehr viel beschreibe und Ihnen Hintergrundwissen dazu an die Hand gebe, also lohnt es sich, auch die Übungsbeschreibungen hier genau zu lesen. In den Videos versuche ich selbstverständlich ebenfalls dieses Wissen zu vermitteln, so dass Sie ein Rund-um-sorglos-Paket von mir erhalten und einem tollen Schwingen nichts im Wege steht!

Der Aufbau des Trainings

Bevor wir anfangen zu schwingen, möchte ich Ihnen das Training und den Aufbau erklären. Das 4-Wochen-Programm hat System und verfolgt einen Sinn und ein Ziel. Es ist so konzipiert, dass wir von Woche zu Woche intensiver und mutiger werden.

Die Inhalte des 4-Wochen-Trainings

Woche 1: In der ersten Woche machen wir uns mit dem Trampolin vertraut und trainieren und erkunden jeden Tag einen anderen Bereich. Wir werden die Konzentration schärfen, das Gleichgewicht auf Vordermann bringen und unseren Stoffwechsel aktivieren. Es werden ausschließlich Übungen gemacht, bei denen die Füße nicht von der Matte gelöst werden.

Woche 2: In der zweiten Trainingswoche werden wir die Intensität leicht erhöhen und auch bei der einen oder anderen Übung die Füße von der Matte nehmen und ein bisschen „schweben". Gleichzeitig aktivieren wir unsere Muskeln stärker und werden den Fokus auf die Stabilität der Bänder und Gelenke legen.

Woche 3: In Woche drei sollten Sie sich schon mal ein Handtuch zu rechtlegen. Nein, keine Angst, es ist für wirklich jeden machbar! Nur wird es ein bisschen anstrengender. Wir kennen in der dritten Woche das Trampolin schon besser und können intensiver damit arbeiten. Wenn Sie denken, wir stehen oder schwingen immer noch nur mit den Füßen darauf, dann lassen Sie sich überraschen!

Woche 4: Die Zeit vergeht im wahrsten Sinne des Wortes wie im Flug, und das ist auch das Thema der vierten Woche. Wir werden viel schweben und die Schwerelosigkeit genießen. Sie müssen nicht hüpfen, und wenn Sie noch nicht so weit sind, dann müssen Sie die Füße auch nicht von der Matte lösen. Ich zeige Ihnen einfach nur, was möglich ist, und Sie machen das Beste draus. Sie bekommen immer auch Alternativen von mir gezeigt.

Ihre Ausgangslage

Jetzt kommt etwas, das ich selbst nicht so mag. Ich habe schon viele Ratgeber und Bücher gelesen und wenn diese Aufgaben zum Ausfüllen enthielten, habe ich sie nicht gemacht, weil ich sie für langweilig oder unnötig gehalten habe. Das soll jetzt nicht die Aufforderung zum Weiterblättern sein! Ich würde Ihnen gern Folgendes empfehlen. Um die Wirkungsweise eines Programms oder Trainings richtig beurteilen zu können, müssen Sie wissen, wo Sie gestartet sind. Und das möchte ich durch ein paar einfache Fragen mit Kästchen feststellen. Am Ende der vier Wochen beantworten Sie genau den gleichen Fragebogen noch einmal. Es ist einfach sinnvoll, am Anfang eines Weges zu schauen, wo man sich befindet, und am Ende zu überprüfen, welches Ziel man erreicht hat – in unserem Fall, welche Verbesserungen eingetreten sind.

Da ich die Wirkungen des Trampolins und des Schwingens bereits seit vielen Jahren kenne und davon überzeugt bin, würde ich mich freuen, wenn Sie nun einen Stift nehmen und in den betreffenden Kästchen Ihre Kreuze setzen. Es dauert keine Minute, dann haben wir Ihren Ausgangspunkt festgelegt, und nach den vier Wochen wissen wir, was das Programm Ihnen gebracht hat.

Fragebogen: Wie fit sind Sie?

Geben Sie sich selber Noten. Seien Sie bei Ihrer Einschätzung ehrlich, dann haben Sie mehr davon. Es hilft nichts, wenn Sie sich falsch einschätzen, denn das führt nur dazu, dass Sie falsch trainieren.

1: „Mir geht es super!“ – Topzustand ohne Einschränkungen oder Probleme
2: „Mir geht es gut!“ – leichte Einschränkungen, aber nichts Schlimmes
3: „Ich bin okay!“ – gelegentliche Einschränkungen und Probleme
4: „Es wird höchste Zeit, etwas zu tun!“ – starke Einschränkungen und dauerhafte Probleme
5: „Kaum noch erträglich!“ – Einschränkungen und Schmerzen sind „normal“
6: „Ich kann nicht!“ – völlig unbeweglich und komplett eingeschränkt

Antworten Sie spontan. Es geht nicht darum, dass Sie alles gewissenhaft korrekt beantworten, sondern sich selbst darüber klarzuwerden, wo Sie mit Ihrem Wohlbefinden stehen und wie Ihr aktueller Zustand ist. Es gibt auch keine Punkte oder eine Bewertung Ihrer Antworten. Wenn Sie möchten, machen Sie den Fragebogen nach dem Programm in vier Wochen noch einmal, dann wissen Sie, ob Ihnen mein Programm etwas gebracht hat und welche Auswirkungen es auf Sie hatte.

Ich bin mir sehr sicher, wenn Sie das Trainingsprogramm wirklich durchziehen, werden Sie merkliche Verbesserungen feststellen.

	HABEN SIE …	1	2	3	4	5	6
1	Rückenschmerzen?						
2	Gelenkschmerzen?						
3	Muskelschmerzen?						
4	Probleme beim Wasserlassen oder Wasserhalten?						
5	Luft- oder Atemprobleme?						
6	Verdauungsprobleme?						
7	Gewichtsprobleme?						
8	Konzentrationsprobleme?						
9	Gleichgewichtsstörungen?						
10	Schlafstörungen?						

Machen Sie sich bitte nicht verrückt wegen der Fragen. Das Programm und das Buch sollen Ihnen Freude und Spaß bereiten und Sie nicht stressen. Der Fragebogen soll Ihnen lediglich einen Anhaltspunkt liefern.

Nicht vergessen!

Ich habe bereits etwas dazu gesagt, was Sie tun und was Sie auf alle Fälle lassen sollten. Hier habe ich Ihnen alles noch einmal kurz auf einen Blick zusammengefasst:

Don’ts – Was Sie beim Schwingen lassen sollten

- Kaugummi kauen (Erstickungsgefahr!)
- Schuhe oder Socken tragen (Rutschgefahr!)
- vom Trampolin auf den Boden springen
- kohlensäurehaltige Getränke trinken
- etwas unter und/oder neben das Trampolin stellen
- bei Grippe oder Unwohlsein schwingen
- bei einem grippalen Infekt, einer Erkältung, Fieber, Unwohlsein oder nach einer frischen Operation ohne das Okay vom Arzt schwingen
- nicht unmittelbar vor dem Schwingen etwas essen
- die Gelenke durchdrücken

Dos – Was Sie beim Schwingen machen sollten

- vor, während und nach dem Schwingen viel trinken
- bei viel Sauerstoff schwingen (Fenster auf!)
- Knie immer leicht gebeugt lassen
- Mineral- und Vitalstoffe am besten vor dem Schwingen zu sich nehmen
- vor dem Schwingen die Blase entleeren (auch während des Schwingens sind Toilettengänge erlaubt)
- Spaß haben!

Noch ein Wort zum Thema Wasser: Ich kann es nicht oft genug betonen: Bitte sorgen Sie für ausreichend Flüssigkeit und Nährstoffe vor dem Schwingen! Es wird Ihnen bei allem helfen. 50–60 ml pro Kilogramm Körpergewicht pro Tag sind das Minimum.

Dann kann es endlich losgehen! Fangen wir an!

Das 4-Wochen-Trampolin-Training

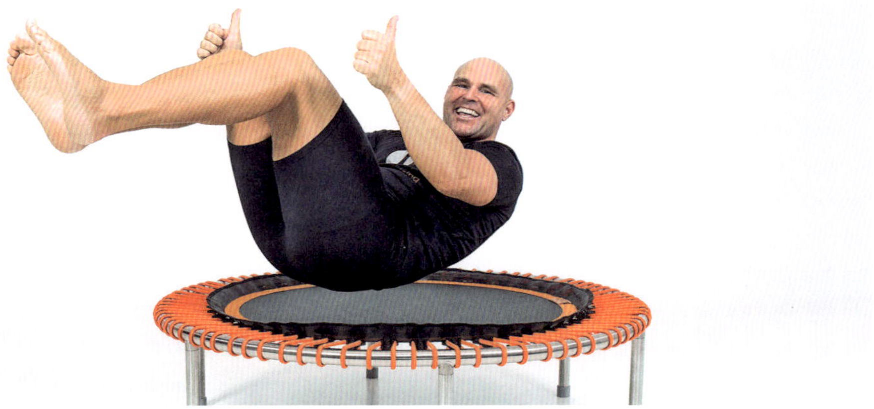

Woche 1 – Wir schaffen Grundlagen!

In der ersten Woche kümmern wir uns um die Basis und schaffen ein paar Grundlagen. Wir schauen uns an, wie der Körper auf die eine oder andere Übung reagiert und wie wir uns und die Matte koordiniert bekommen. Lassen Sie es langsam angehen. Hier gilt: Jede Schwingung zählt, und wenn sie noch so klein ist. Lassen Sie sich nicht entmutigen, wenn es am Anfang nicht rund läuft! Sollten Sie bei einer Übung merken, dass es nicht geht oder Ihnen einfach nicht guttut, dann lassen Sie sie bitte einfach weg und schwingen nur ganz locker weiter. Ich schreibe Ihnen jetzt nicht täglich, dass Sie trinken sollen. Ich hoffe, das haben Sie schon verinnerlicht.

Für alle Übungen gilt: Wir stehen immer in einer Grundhaltung auf der Matte. Beide Füße hüftbreit, parallel und fest auf der Matte. Knie leicht gebeugt. Po leicht nach hinten geschoben. Bauch und Po anspannen. Die Knie kommen nie über die Zehenspitzen hinaus. Der Rücken schön gerade und die Schultern nach hinten gezogen. Brust raus. Kopf hoch und Nase zeigt nach vorn. Das wäre die Stellung, in der wir beginnen.

Woche 1 – Tag 1

1. Übung: Stellen Sie sich hüftbreit auf das Trampolin. Beugen Sie ganz leicht die Knie. Fangen Sie ganz leicht an zu schwingen. Moderates Tempo. Lassen Sie dabei die Füße bewusst auf der Matte. Eine Minute lang einschwingen.
2. Übung: Stellen Sie die Füße schulterbreit parallel auf. Ziehen Sie abwechselnd die Fersen von der Matte und drücken dabei die Zehenspitzen in die Matte. Lösen Sie nicht die Zehenspitzen. Eine Minute.
3. Übung: Bleiben Sie in der vorherigen Übung. Ziehen Sie die Fersen weiter hoch und dehnen Sie die Fußsohle. Drücken Sie immer mehr die Zehen in die Matte, so dass Sie richtig Kontakt mit der Matte haben. Drücken Sie dabei die Knie leicht nach außen, so dass Sie die Belastung auch auf dem kleinen Zeh spüren. Eine Minute.
4. Übung: Bleiben Sie mit der rechten Ferse oben in der Luft, die linke stellen Sie ab. Drücken Sie die Zehen des rechten Fußes fest in die Matte. Schwingen Sie mit dem rechten Fuß bzw. den Zehen, inklusive des Fußballens, fest in die Matte, ohne zu lösen. Es wird ein wenig unangenehm. Eine Minute.
5. Übung: Machen Sie die Übung 4 mit dem linken Fuß. Drücken Sie auch hier eine Minute lang die linken Zehenspitzen sowie den Fußballen fest in die Matte und lassen Sie nicht nach.

Anschließend lockern Sie sich durch ein paar Schwingungen aus und gehen ganz locker auf dem Trampolin ein paar Schritte, bevor Sie absteigen. Steigen Sie vorsichtig runter. Gehen Sie ein paar Schritte auf der Stelle und spüren Sie Ihre Füße. Spüren Sie auch Ihren Stand. Sie werden feststellen, Sie stehen felsenfest auf dem Boden und fühlen sich „geerdet".

1. Übung

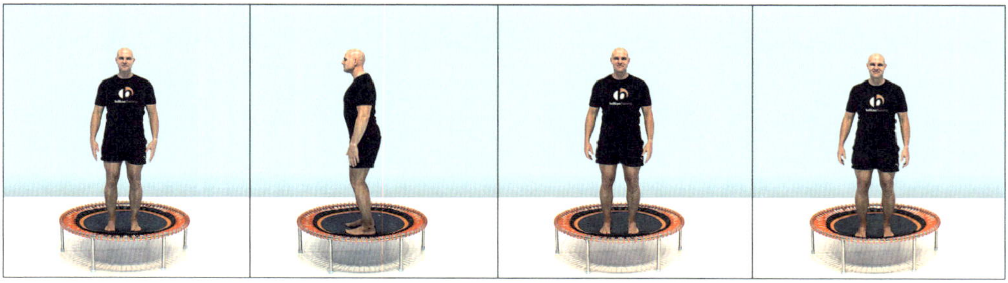

2. Übung

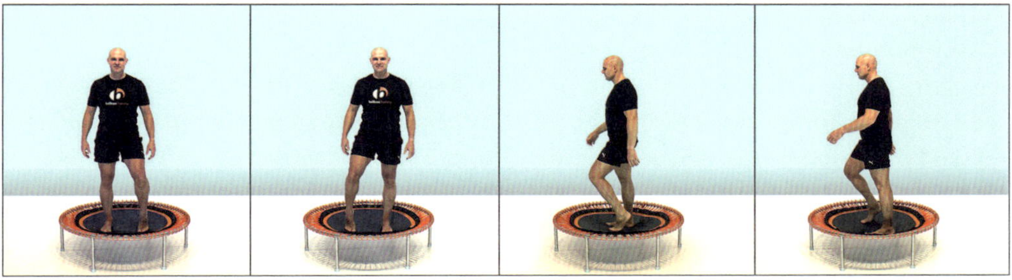

3. Übung

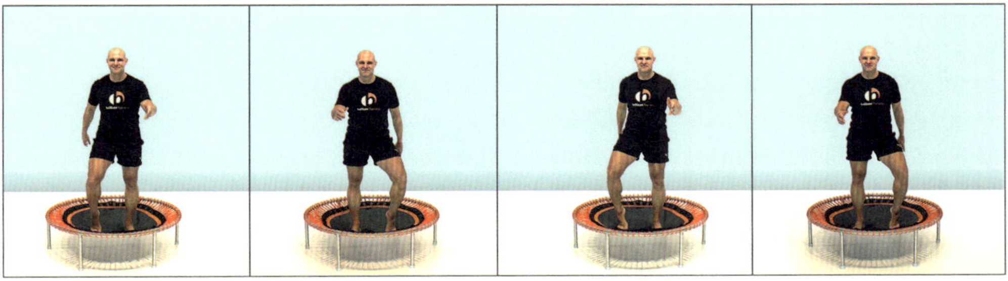

4. Übung

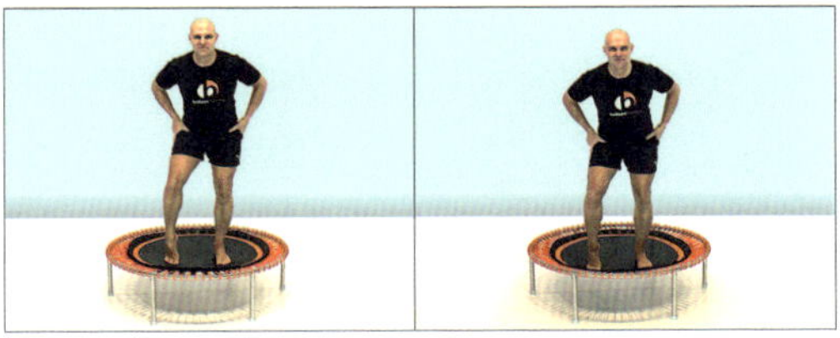

5. Übung

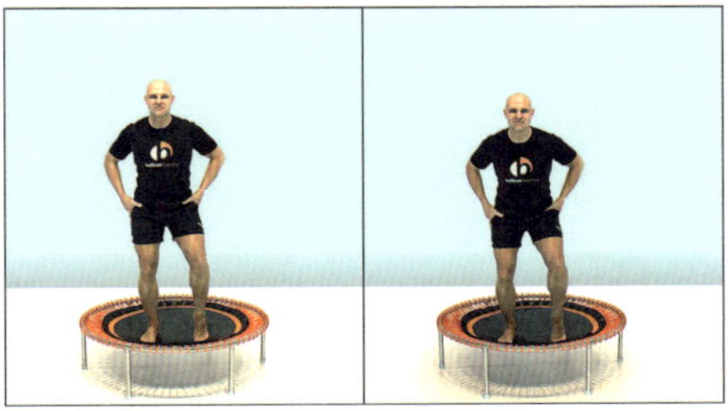

Woche 1 – Tag 2

Der erste Tag hat immer leichte Auswirkungen auf die Füße. Die Füße sind es nicht gewohnt, so zu „arbeiten". Es fühlt sich nicht unangenehm, aber ungewohnt an. Sollten Ihre Zehen einschlafen oder die Waden schmerzen, keine Angst: Das geht wieder weg!

1. Übung: Stellen Sie sich hüftbreit und stabil auf die Matte und fangen Sie an, sich eine Minute lang leicht einzuschwingen. Versuchen Sie die Füße auf der Matte zu lassen und nur die Fersen abzuheben und den Fuß aufzudehnen. Lassen Sie die Arme locker „mitlaufen".
2. Übung: Schwingen Sie ruhig und gelassen weiter und ziehen Sie nun die Schultern zu den Ohren und lassen die Schultern wieder fallen. Immer im Rhythmus der Schwingung. Hochziehen, fallenlassen. Ganz locker.
Eine Minute.
3. Übung: Stellen Sie die Füße schulterbreit auf. Kneifen Sie den Po fest zusammen, während Sie weiterschwingen. Halten Sie die Spannung für eine Minute und lösen Sie sie dann wieder. Eine Minute.
4. Übung: Bleiben Sie in dem breiten Stand. Heben Sie beide Fersen gleichzeitig. Achtung, nicht umfallen! Auf und nieder. Eine Minute.
5. Übung: Stellen Sie beide Füße ganz eng. Gehen Sie leicht in die Knie und strecken Sie den Po leicht nach hinten raus. Achten Sie darauf, dass Sie nicht die Knie über die Zehen schieben. Bleiben Sie in der Beinmuskulatur stehen und schwingen Sie mit leicht gebeugten Knien eine Minute lang.

Lockern Sie sich wieder ein bisschen aus und schwingen Sie nach. Gehen Sie ein paar Schritte auf der Matte und auf dem Boden und spüren Sie, wie es Ihnen geht! Genießen Sie die Leichtigkeit.

Sie können jederzeit die Übungen wiederholen oder einfach locker weiterschwingen, wenn Sie noch weitermachen möchten.

1. Übung

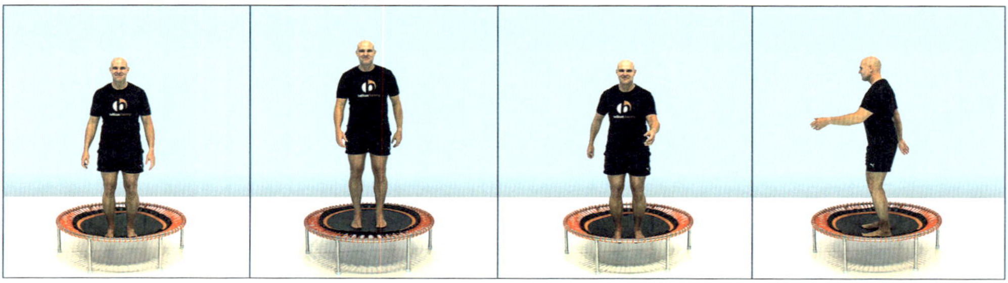

2. Übung

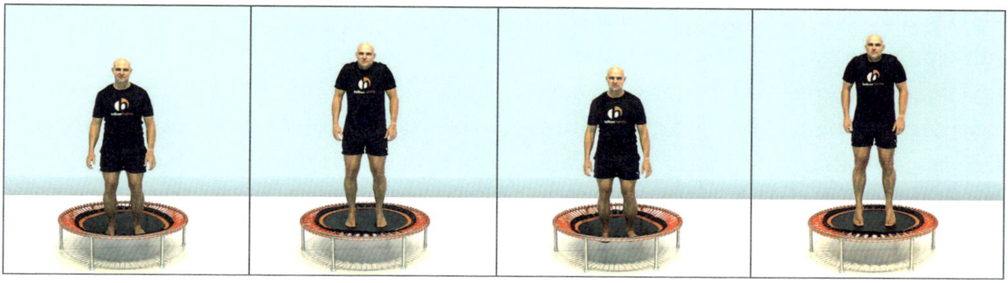

3. Übung

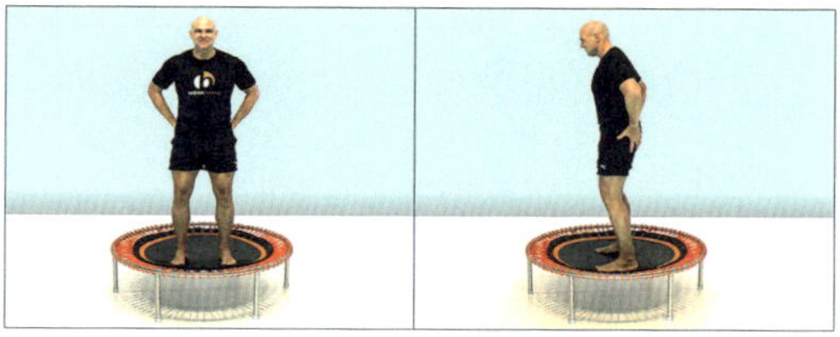

4. Übung

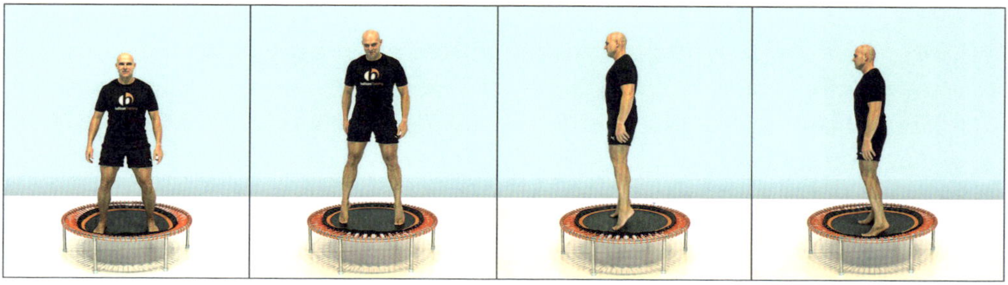

5. Übung

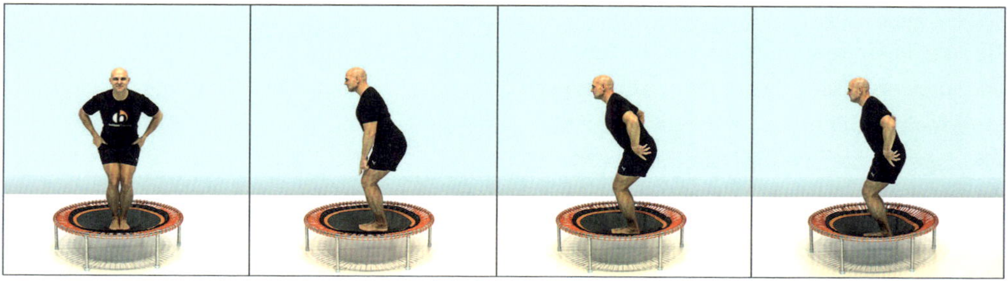

Woche 1 – Tag 3

Vielleicht haben Sie schon bemerkt, dass wir uns nach und nach nach oben arbeiten und den Körper so Stück für Stück ansprechen und belasten. Sehen Sie das bellicon-Zeichen als Ziffernblatt einer Uhr. Vorne ist 12 Uhr. Hinten ist 6 Uhr. Rechts und links neben Ihnen ist 3 Uhr und 9 Uhr. Damit kann ich Ihnen leichter die Fußstellungen erklären.

1. Übung: Stellen Sie sich in unsere hüftbreite Grundstellung und schwingen Sie sich eine Minute lang ein. Leichtes Schwingen mit leicht geöffneten Beinen und leicht gebeugten Knien. Alles schwingt locker mit.

2. Übung: Stellen Sie ein Bein auf 12 Uhr und das andere auf 6 Uhr. Sollten Sie sich unsicher fühlen, da dies ein wenig schwierig ist, dann stellen Sie die Füße leicht versetzt (auf 11 und 5 Uhr oder auf 1 und 7 Uhr). Belasten Sie nun nur das vordere Bein für eine Minute. Spüren Sie den vorderen Oberschenkel. Arbeiten Sie intensiv in die Matte mit dem ganzen Fuß. Eine Minute.

3. Übung: Bleiben Sie in dem Stand aus Übung 2. Belasten Sie nun nur das hintere Bein. Nehmen Sie etwas Gewicht vom vorderen Bein und schwingen Sie mit der hinteren Ferse fest in die Matte. Spüren Sie den Po und den hinteren Oberschenkel. Eine Minute.

4. Übung: Wechseln Sie den Stand aus der vorherigen Übung und stellen Sie nun das andere Bein auf 12 Uhr. Belasten Sie dann wieder das Bein, das auf 12 Uhr steht und drücken dabei die Ferse fest in die Matte. Aktivieren Sie Ihren vorderen Oberschenkel. Eine Minute.

5. Übung: Bleiben Sie weiter in dem Stand aus der Übung 4. Belasten Sie nun wieder nur das hintere Bein. Nehmen Sie etwas Gewicht vom vorderen Bein und schwingen Sie mit der hinteren Ferse fest in die Matte. Spüren Sie den Po und den hinteren Oberschenkel. Eine Minute.

Lockern Sie sich anschließend wieder aus und genießen Sie Ihre Oberschenkel. Die müssten nun ziemlich aktiviert sein und sehr gut durchblutet. Ihr Puls dürfte auch leicht angestrengt sein, aber alles sollte sich angenehm bewegt anfühlen. Der Rest Ihres Körpers ist immer mitbeteiligt und sollte sich auch gut anfühlen.

2. Übung

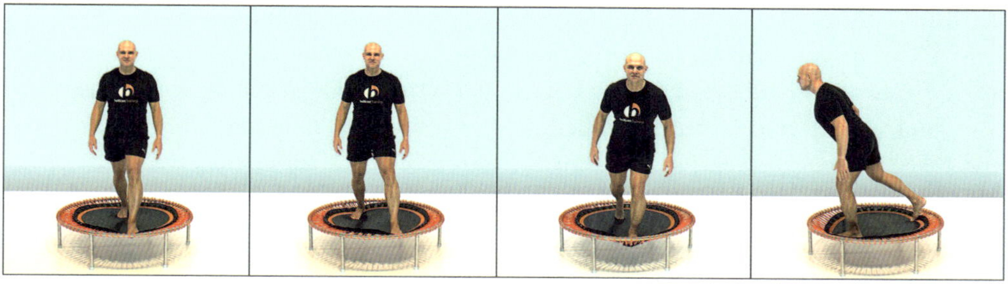

3. Übung

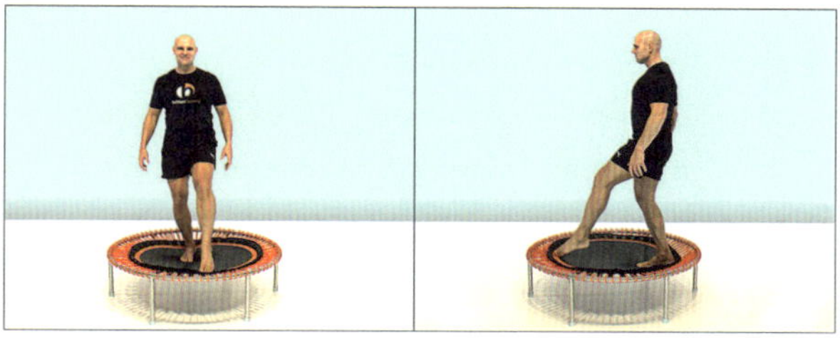

4. Übung

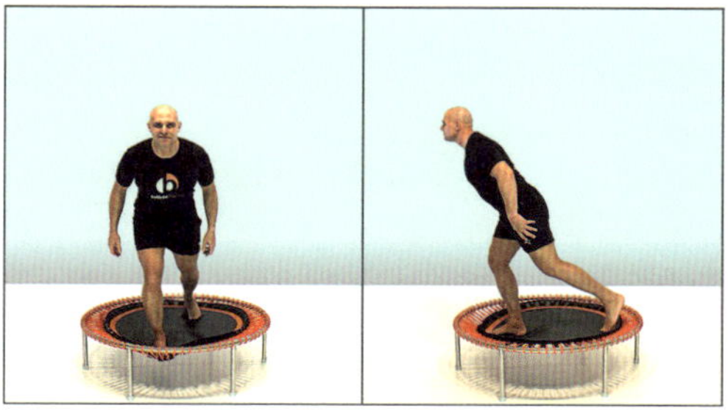

5. Übung

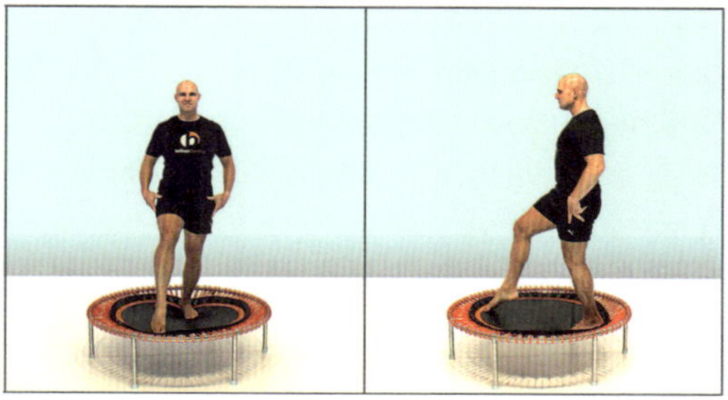

Woche 1 – Tag 4

Merken Sie Ihre Oberschenkel von gestern? Kein Problem, das schwingen wir gleich weg. Wir starten heute damit, dass wir die Arme mitnehmen und so unseren Rücken und den Schulter-Nacken-Bereich aktivieren. Diese Übungen dienen dazu, Ihren Rumpf zu kräftigen und Ihren Schulter-Nacken-Bereich zu trainieren. Sie helfen gegen Verspannungen und das sogenannte Impingement-Syndrom. Immer wenn Sie die Arme von sich wegstrecken, muss Ihre Körpermitte extrem viel stabilisieren. Gleichzeitig wird das Schultergelenk geschmiert und beweglich gemacht.

1. Übung: Schwingen Sie sich in unserer Grundstellung ein: Füße parallel und hüftbreit und leicht schwingen. Ziehen Sie abwechselnd die Fersen von der Matte und dehnen Sie die Füße auf. Lassen Sie die Arme locker vor und zurück mitpendeln. Eine Minute.

2. Übung: Stellen Sie die Füße schulterbreit auf und schwingen Sie intensiver in die Matte, ohne die Füße von der Matte zu lösen. Ziehen Sie den rechten Arm ausgestreckt vor sich auf Schulterhöhe. Schieben Sie ihn beim Runterkommen weit nach hinten. Wiederholen Sie dies eine Minute lang.

3. Übung: Schwingen Sie wie in Übung 2 beschrieben weiter und machen Sie das Gleiche mit dem anderen Arm: Ziehen Sie den Arm auf Schulterhöhe, und beim Nachuntenkommen schieben Sie ihn soweit es geht nach hinten. Sehr intensives Armpendeln!
Eine Minute.

4. Übung: Nehmen Sie die Füße nur jeweils an den Rand des Trampolins. Verlagern Sie das Gewicht auf das linke Bein. Heben Sie den Arm wieder vor sich auf Schulterhöhe. Beim Runterkommen schieben Sie ihn wieder soweit Sie können nach hinten. Spüren Sie Ihre Schulter- und die Rückenmuskeln dabei. Eine Minute.

5. Übung: Schwingen Sie wie in Übung 4 beschrieben weiter und machen Sie das Gleiche mit dem anderen Arm. Ziehen Sie den Arm auf Schulterhöhe, und beim Nachuntenkommen schieben Sie ihn soweit es geht nach hinten. Eine Minute.

Bewegen Sie sich anschließend kurz durch, Sie werden feststellen, dass Ihr Oberkörper sich freier und beweglicher anfühlt. Genießen Sie das Gefühl!

2. und 3. Übung

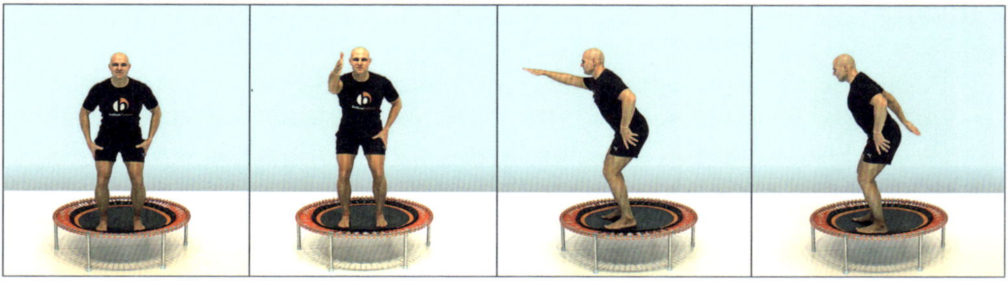

4. und 5. Übung

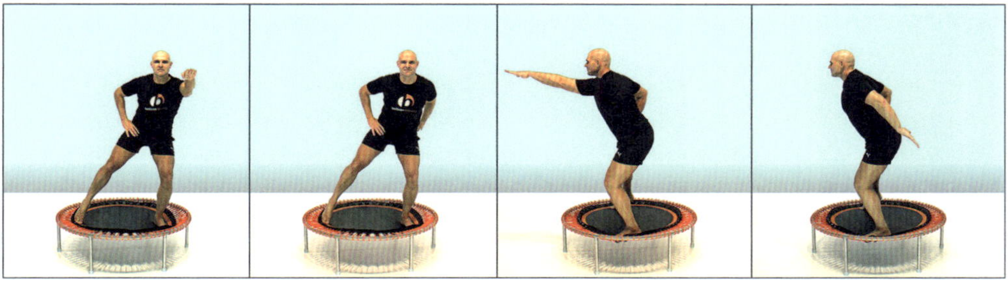

Woche 1 – Tag 5

1. Übung: Stellen Sie sich wie gewohnt hüftbreit auf. Bewegen Sie eine Minute lang die Füße durch, während Sie langsam anfangen zu schwingen. Ziehen Sie abwechselnd die Fersen von der Matte und dehnen Sie Ihre Fußsohlen auf. Genießen Sie das angenehme Gefühl.

2. Übung: Stellen Sie sich mit den Füßen rechts und links an den Rand des Trampolins. Spannen Sie den Po fest an. Halten Sie die Spannung während der nächsten zwei Übungen. Ziehen Sie nun beide Arme seitlich in die Waagrechte und lassen Sie sie wieder runter. Versuchen Sie langsam zu schwingen und dabei immer die Arme in die Waagrechte zu ziehen. Vor dem Körper die Arme wieder schließen. Eine Minute.

3. Übung: Bleiben Sie wie beschrieben in der Übung 2, nur mit dem Unterschied, dass Sie die Arme beim Runterkommen hinter den Rücken nehmen und die Hände sich hinter dem Po berühren lassen. Sie spüren somit Ihren Nacken und den Rücken intensiver. Eine Minute.

4. Übung: Stellen Sie sich mit den Füßen rechts und links an den Rand des Trampolins. Verlagern Sie das Gewicht auf ein Bein. Drücken Sie den kompletten Fuß in die Matte und versuchen Sie, nur das Standbein fest zu belasten. Neigen Sie sich auch in diese Richtung. Nehmen Sie jetzt den gleichen Arm seitlich raus. Ziehen Sie ihn mit jedem Schwung in die Waagrechte. Führen Sie den Arm vor dem Körper entlang auf dem Weg nach unten, um eine größere Dehnung in der Schulter zu erreichen. Ziehen Sie ihn anschließend immer wieder hoch. Eine Minute.

5. Übung: Wechseln Sie auf die andere Seite und nehmen Sie den anderen Arm, während Sie mit dem Fuß fest in die Matte schwingen. Den Fuß lösen Sie nicht. Sie halten Kontakt zur Matte und ziehen nur den Arm in die Waagrechte. Spüren Sie die Dehnung in der Schulter. Ebenfalls eine Minute.

Sie sehen, dass fünf Minuten recht anstrengend sein können! Jede Bewegung, die man auf dem Trampolin macht, erfordert Konzentration und Koordination, egal ob Sie Hobby- oder Hochleistungssportler sind. Lassen Sie sich nicht von der Einfachheit des Schwingens und den Übungen täuschen.

2. Übung

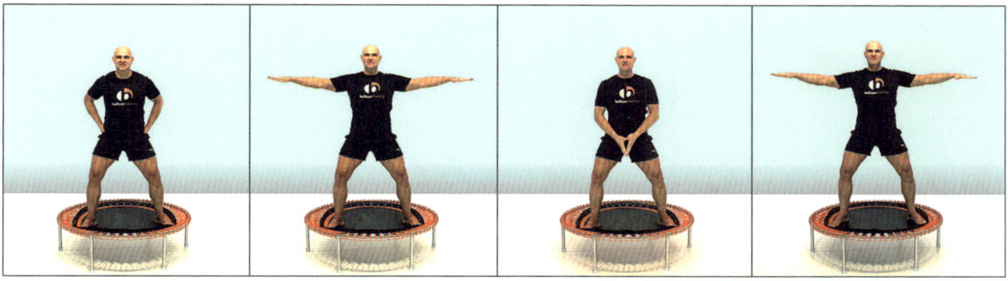

3. Übung

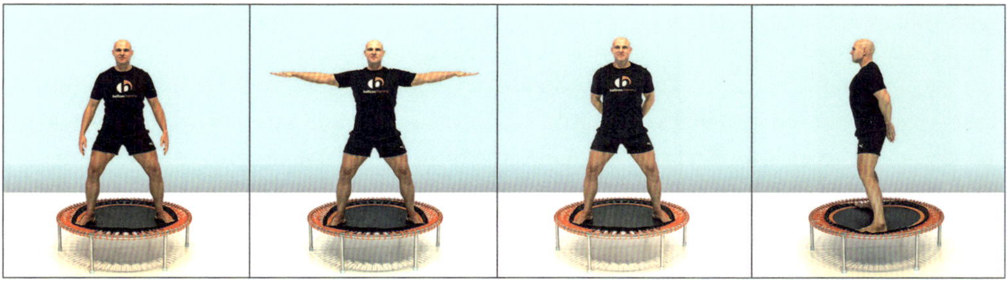

4. und 5. Übung

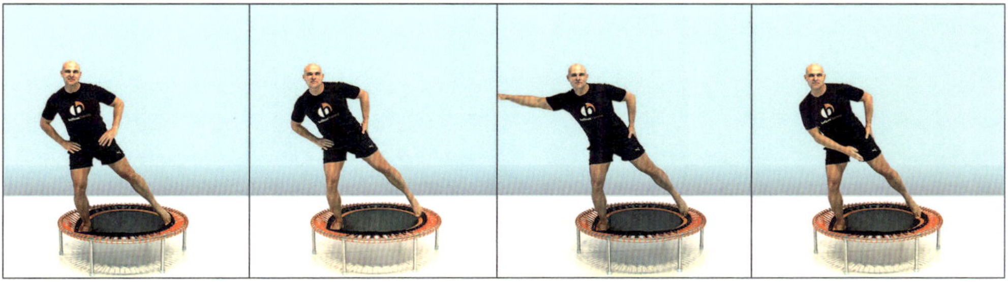

Woche 1 – Tag 6

Ich mache die Übungen in den Videos mit Absicht ohne Musik, damit Sie sich konzentrieren können. Damit nehmen wir eine Koordinate aus dem Geschehen heraus: Stellen Sie sich vor, Sie müssten das Ganze auch noch auf Takt machen! Schauen Sie einfach im Online-Portal nach den Kursvideos, da können Sie sehen, wie es am Ende aussehen kann – mit Musik.

1. Übung: Lockeres Einschwingen. Nehmen Sie die Füße abwechselnd von der Matte und dehnen Sie richtig schön die Füße auf. Es wird Ihnen von Tag zu Tag leichter fallen und guttun. Das können Sie übrigens täglich machen, auch nach dem Programm.

2. Übung: Stellen Sie die Füße eng auf die Matte, so dass beide Füße sich berühren. Gehen Sie ein bisschen tiefer in die Knie und spüren Sie beim Schwingen Ihre Oberschenkel. Nehmen Sie nun beide Arme waagrecht seitlich nach oben und halten Sie sie, während Sie intensiv in die Matte schwingen. Nicht die Arme lösen! Halten!

3. Übung: Bleiben Sie im Stand der Übung 2. Nehmen Sie die Arme ausgestreckt vor sich. Ebenfalls waagrecht. Lassen Sie die Arme einfach während des Schwingens ausgestreckt vor sich. Sie merken nun verstärkt Ihre Schulter, den Rücken und den Bauch. Das soll so sein. Atmen Sie ruhig und tief weiter und bleiben Sie in den Beinen bzw. in den Knien. Ich möchte, dass Sie eine Ganzkörperspannung haben. Schwingen Sie locker weiter und nehmen Sie die Füße und Beine wieder in die Grundstellung. Eine Minute. Kommen Sie langsam zum Stillstand und steigen Sie langsam von der Matte.

4. Übung: Stellen Sie sich hinter das Trampolin. Legen Sie beide Hände in die Mitte des Trampolins. Gehen Sie in einen „Stütz" auf dem Trampolin, während Sie Ihre Füße auf dem Boden lassen. Beugen Sie leicht die Arme. Machen Sie keine Liegestütze. Halten Sie nur die Spannung und fangen Sie dann langsam an, mit dem Oberkörper zu schwingen. Spannen Sie, während Sie mit den Händen in die Matte wippen, den Bauch und den Oberkörper an. Eine Minute in die Matte schwingen und dann auf die Matte setzen.

5. Übung: Setzen Sie sich mit Ihrem Po in das Zentrum der Matte. Der Rahmen des Trampolins liegt in Ihren Kniekehlen. Nehmen Sie die Beine weit auseinander. Halten Sie sich in der Mitte mit beiden Händen fest. Fangen Sie an, mit dem Po in die Matte zu wippen, während Sie ganz rund leicht nach hinten lehnen. Nehmen Sie die Arme waagrecht ausgestreckt vor sich und schwingen Sie weiter mit dem Po in die Matte. Eine herrliche Spannung macht sich im Bauch breit, und nach einer Minute sollte es sehr warm im Bauch sein. Schwingen Sie anschließend locker im Sitzen aus.

2. Übung

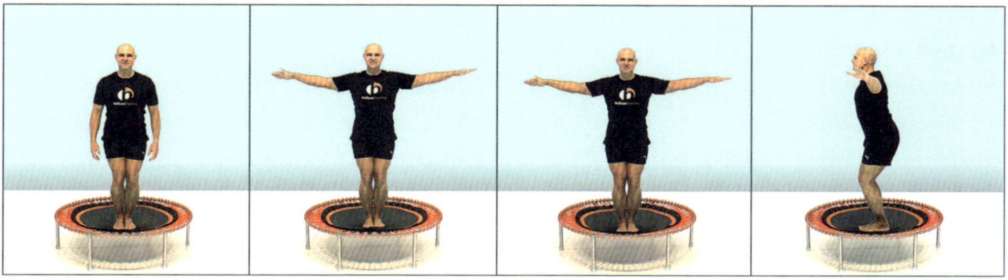

3. Übung

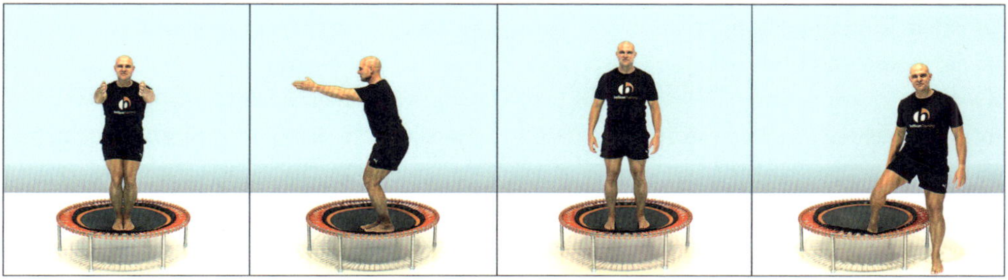

4. Übung

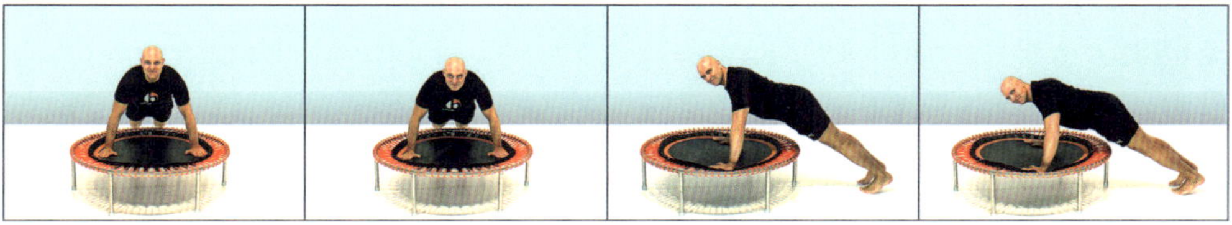

5. Übung

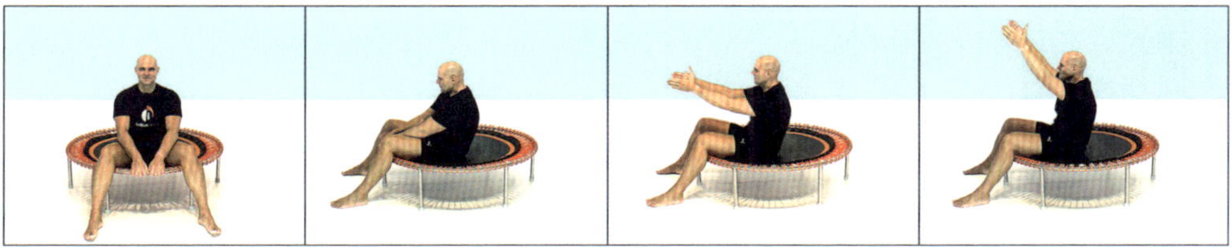

Woche 1 – Tag 7

1. Übung: Wir starten mit unserem kleinen Warmup. Wir schwingen uns ein und dehnen unsere Füße auf. Ganz leicht, ganz locker. Die Arme nehmen wir locker mit und lassen sie einfach mitschwingen. Eine Minute.

2. Übung: Stellen Sie die Füße an den Rand des Trampolins. Drehen Sie die Zehenspitzen leicht nach außen. Kneifen Sie fest den Po zusammen. Nehmen Sie die Arme rechts und links in die Waagrechte und halten Sie sie dort. Genießen Sie die Spannung, die in Ihnen herrscht, während Sie schwingen. Eine Minute.

3. Übung: Lassen Sie die Füße stehen und halten Sie weiter die Spannung. Arbeiten Sie nun intensiver mit den Fersen in die Matte. Drücken Sie richtig fest die Fersen in die Matte und kneifen Sie weiter den Po zusammen. Nehmen Sie jetzt die Arme ausgestreckt nach vorn, drücken Sie die Hände ineinander und erzeugen Sie somit eine Spannung in der Brust, den Schultern, den Armen und dem Bauch. Halten Sie die Spannung, während Sie immer intensiver schwingen. Nach einer Minute lösen.

4. Übung: Stellen Sie sich in die Grundstellung und schwingen Sie locker. Ziehen Sie in einem zügigen Tempo die Arme rechts und links waagrecht hoch. Schwingen Sie auch etwas intensiver. Passen Sie das Ziehen der Arme an die Schwingung des Trampolins an. Zügig und mit viel Spannung. Der Puls wird nun auch etwas schneller werden. Eine Minute.

5. Übung: Schwingen Sie in dieser Intensität weiter. Nehmen Sie nun die Arme senkrecht über sich und halten Sie diese Spannung, ohne ins Hohlkreuz zu fallen. Gehen Sie gern ein bisschen tiefer in die Knie und in die Beinspannung, aber versuchen Sie, mit den Füßen intensiv in die Matte zu arbeiten. Eine Minute. Nehmen Sie anschließend die Arme runter und schwingen Sie sich locker aus. Genießen Sie die Wärme in Ihrem Körper.

Stellen Sie sich nach unseren täglichen fünf Minuten einfach mal neben Ihr Trampolin und spüren Sie nach. Nur ein paar Sekunden. Genießen Sie das Kribbeln unter der Haut. Das ist der viele Sauerstoff in unseren Zellen. Genießen Sie die Schwere auf dem Boden.

2. Übung

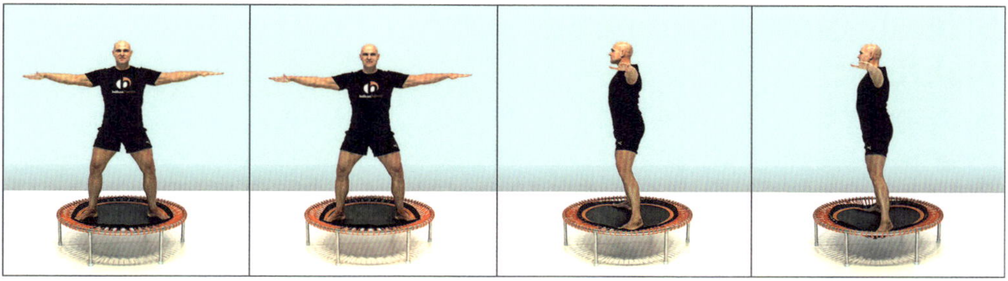

3. Übung

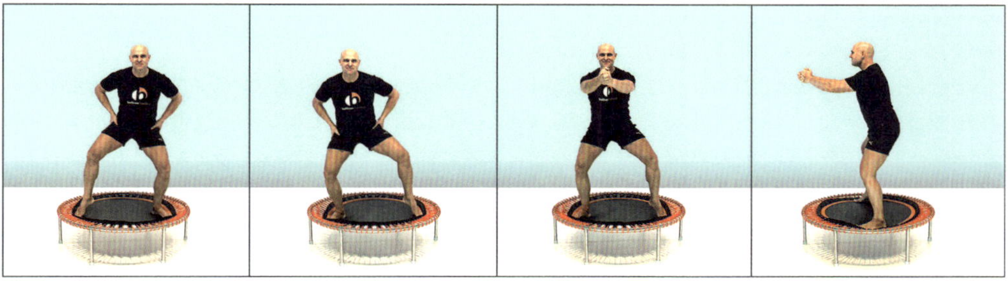

4. Übung

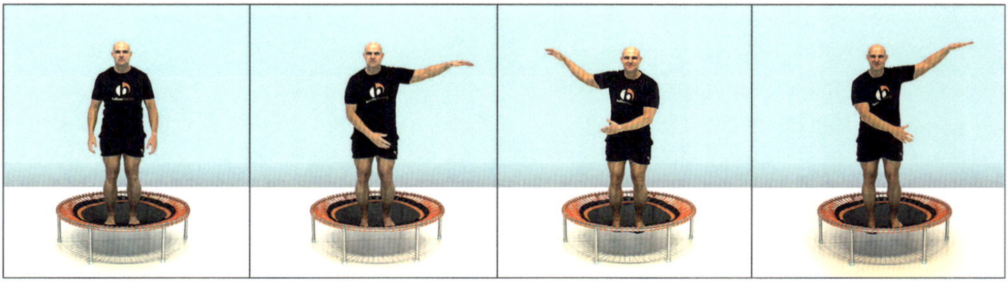

5. Übung

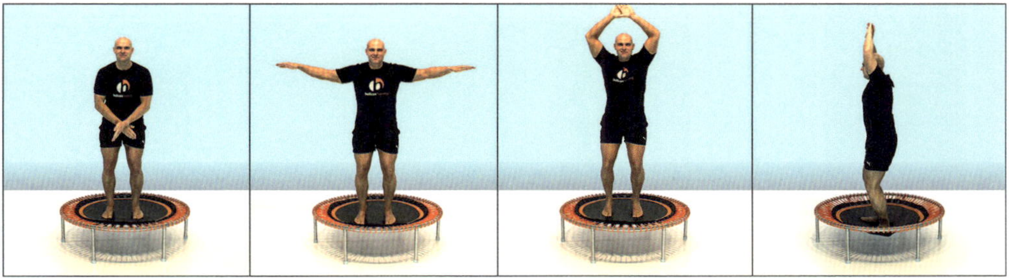

Woche 2 – Wir sorgen für Grundlagenausdauer und Stabilität

Wir starten gut gelaunt in die nächste Woche und werden jetzt die Intensität leicht steigern. Keine Sorge, es ist machbar und außerdem ja kein Muss! Sie machen nur das, was geht und wonach Ihnen ist. Sie sollen schließlich Spaß an meinem Programm und den Übungen haben und sich nicht unter Druck gesetzt fühlen. Denken Sie dran: Sie wollen neue Verhaltensmuster einprogrammieren – und das geht am besten mit Spaß und Freude. Lassen wir den Spaß beginnen!

Woche 2 – Tag 1

1. Übung: Wir schwingen uns ein. Eine Minute leichtes Schwingen: Ziehen Sie die Fersen abwechselnd nach oben und lassen Sie die Arme locker und leicht mitschwingen.

2. Übung: Stellen Sie die Füße rechts und links an den Rand des Trampolins. Schwingen Sie einmal rund, in kleinen Schwüngen. Halten Sie die Hände in den Hüften und halten Sie die Körperspannung. Schwingen Sie in kleinen Schritten im Uhrzeigersinn herum.
Eine Minute.

3. Übung: Schwingen Sie jetzt gegen den Uhrzeigersinn im Kreis. Schauen Sie dabei nicht auf die Matte und auch nicht nach unten. Halten Sie Ihren Körper stabil, die Knie leicht gebeugt und den Körper unter Spannung. Sie können bei beiden Runden aus Übung 2 und 3 die Arme seitlich ausstrecken oder die Runden immer abwechselnd machen. Eine Minute.

4. Übung: Öffnen und schließen Sie die Beine in kleinen Schritten. Wenn Sie sich sicher fühlen, schwingen Sie mit den Beinen bis an den Rand und wieder zur Mitte. Halten Sie den Körper unter Spannung und den Rücken gerade, die Knie immer leicht gebeugt.
Eine Minute.

5. Übung: Machen Sie weiter wie in Übung 4 und nehmen Sie die Arme seitlich hoch bis in die Waagrechte. Sie machen einen halben Hampelmann oder Jumping Jack: Beide Beine und beide Arme gehen gleichzeitig auseinander. Die Arme ziehen in die Waagrechte, während die Beine zum Rand schwingen. Eine Minute „halbe“ Jumping Jacks kann ganz schön lang sein!

Schwingen Sie aus und erholen Sie sich. Scheuen Sie sich auch nicht, mittendrin Pause zu machen. Es erfordert schon ein bisschen Fitness, fünf Minuten am Stück eine Belastung zu ertragen. Ich hoffe, es macht Ihnen trotzdem Spaß!

2. Übung

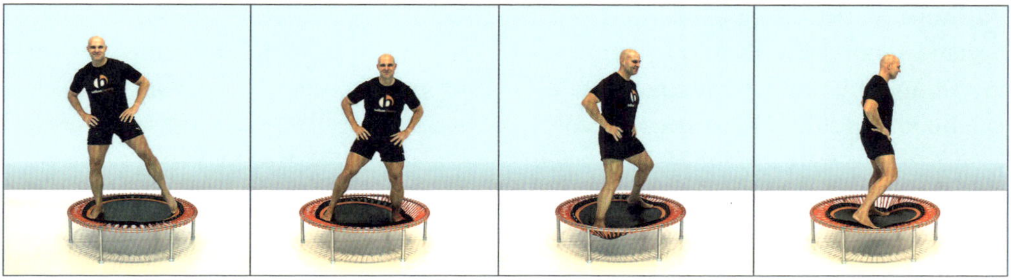

3. Übung

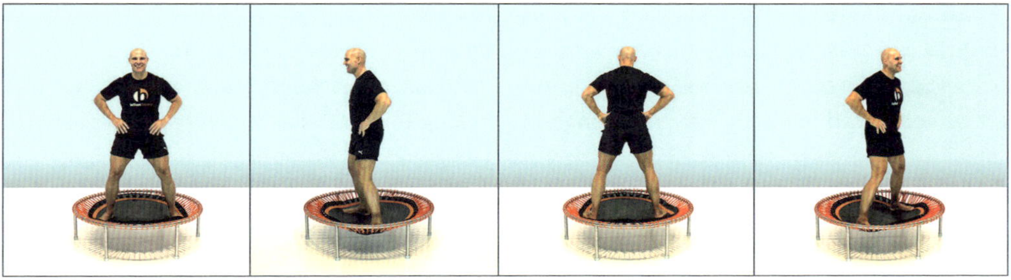

4. Übung

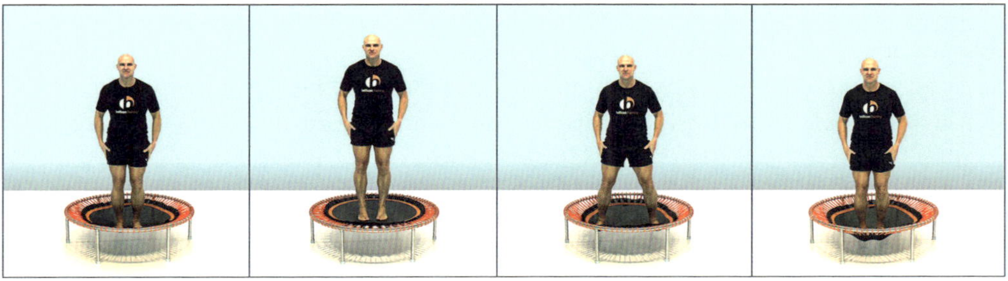

5. Übung

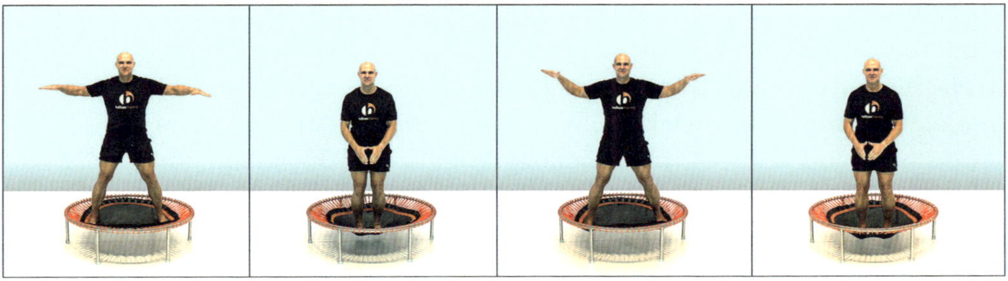

Woche 2 – Tag 2

Das Tolle an dem Programm ist, dass Sie jeden Tag eine neue Herausforderung erwartet und ich mir viel für Sie überlegt habe, damit Sie die Vielfältigkeit des Programms, des Gerätes und der Kurse sehen. Hier geht's weiter!

1. Übung: Schwingen Sie sich ein. Genießen Sie die erste Minute. Lassen Sie beim Schwingen die Arme locker mitschwingen und dehnen Sie Ihre Füße in die Matte. Unsere Füße sind unsere Basis, vergessen Sie das nie.

2. Übung: Schließen Sie die Füße recht eng. Fühlen Sie sich sicher, nehmen Sie sie ganz eng. Dann fangen Sie an, mit beiden Füßen gleichzeitig von einer Seite zur anderen zu schwingen. Fangen Sie mit kleinen Schwüngen an, und wenn Sie sich sicher fühlen, weiten Sie die Schwünge bis zum Rand aus. Eine Minute.

3. Übung: Lassen Sie die Füße wie in Übung 2 zusammen und kommen Sie im Zentrum der Matte zum Stehen. Schwingen Sie nun von der Mitte nach vorn auf 12 Uhr und von dort nach 6 Uhr. Schwingen Sie mit beiden Füßen vor und zurück und bleiben Sie in den Knien gebeugt. Achten Sie darauf, dass Sie langsam beginnen und die Matte und den Rand erst vorsichtig erkunden. Schwingen Sie nicht zu weit! Kommen Sie nach einer Minute wieder in der Mitte zum Stillstand.

4. Übung: Schwingen Sie nun mit der gleichen Fußstellung diagonal von 8 Uhr auf 14 Uhr. Lassen Sie dabei den Körper nach vorne Richtung 12 Uhr ausgerichtet. Eine Minute.

5. Übung: Zuletzt schwingen Sie diagonal von 10 Uhr auf 16 Uhr. Auch hier bleibt der Körper nach vorne ausgerichtet. Das trainiert die Koordination und die Beweglichkeit. Nach einer Minute kommen Sie wieder in der Mitte zum Stillstand und schwingen noch nach.

2. Übung

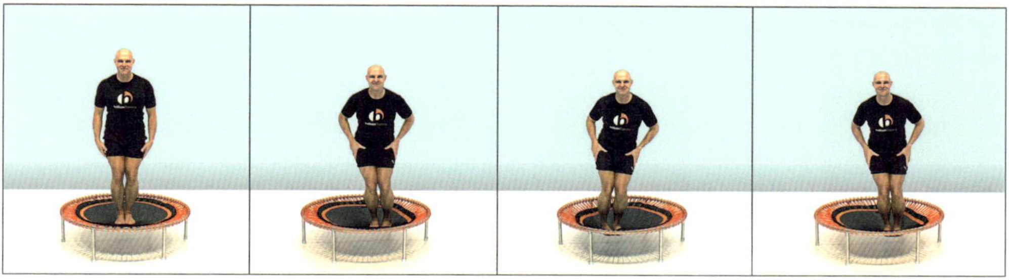

3. Übung

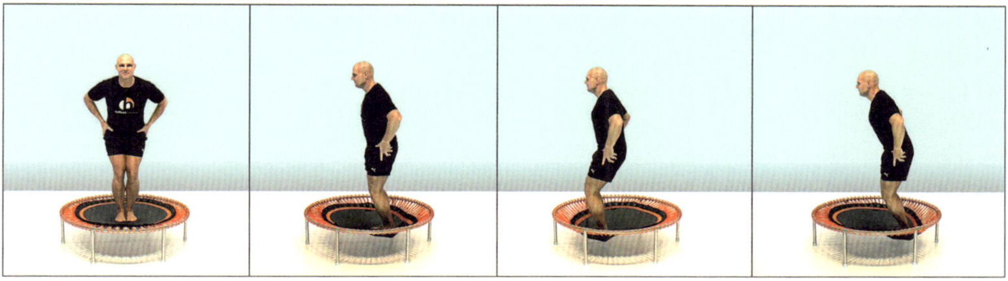

4. Übung

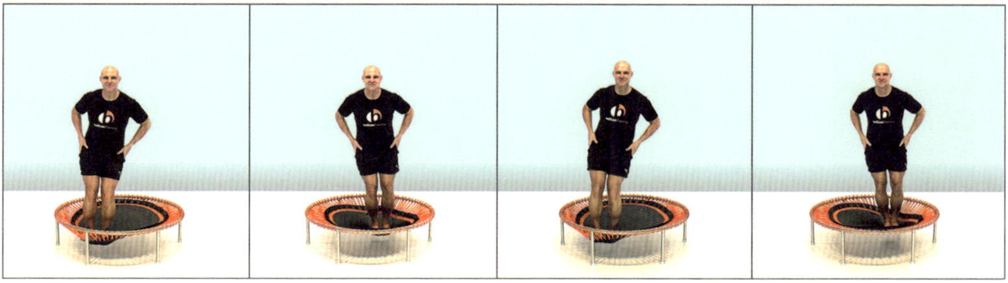

5. Übung

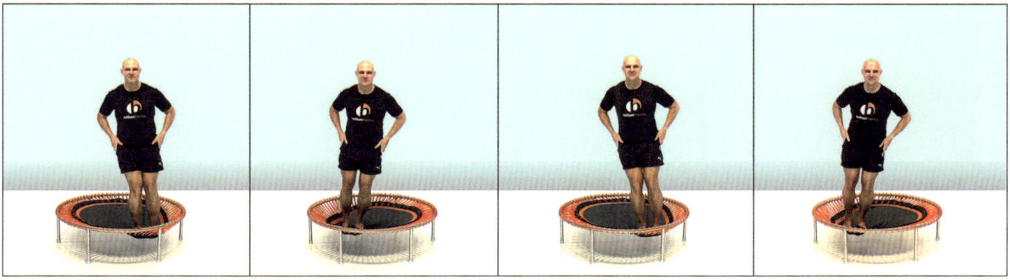

Woche 2 – Tag 3

Sie merken, es wird anstrengender und die Übungen erfordern etwas mehr Leistung und Koordination. Bisher haben wir nur die räumliche Koordination gefordert und gefördert. Jetzt versuchen wir auch das Gehirn mehr zu fordern. Das gelingt uns, indem wir zu den Fußbewegungen die Hände und Arme hinzunehmen. Das hört sich einfach an, aber warten Sie es ab!

1. Übung: Schwingen Sie sich ein, mit leichten Schwüngen. Heben Sie die Fersen, mobilisieren Sie Ihre Füße. Stellen Sie sich dabei breiter als sonst und nicht zu schmal hin, dann schwingen Sie eine Minute lang. Dadurch trainieren Sie mehr den Beckenboden.

2. Übung: Stellen Sie die Füße schulterbreit auf und schwingen Sie mit den Füßen gleichzeitig nach außen. Machen Sie kleine bzw. halbe Jumping Jacks, indem Sie die Arme zur Seite in die Waagrechte nach oben ziehen. Eine Minute.

3. Übung: Die Beine machen das Gleiche wie in Übung 2: Lassen Sie die Beine weiter nach außen schwingen. Nehmen Sie nun die Arme anstatt nach außen nach vorne in die Waagrechte, beide Arme gleichzeitig. Jedes Mal, wenn die Füße in Richtung 9 Uhr und 3 Uhr gehen, gehen die Arme Richtung 12 Uhr in die Waagrechte.

4. Übung: Bleiben Sie immer noch in der Beinbewegung aus den Übungen 2 und 3. Sie ziehen nun aber nicht mehr beide Arme in Richtung 12 Uhr, sondern nur noch einen Arm. Wir geben Ihrem Gehirn ein bisschen was zu tun! Eine Minute.

5. Übung: Alles wie in der 4. Übung, aber jetzt ziehen Sie den anderen Arm auf 12 Uhr. Eine Minute. Schwingen Sie sich anschließend ein wenig aus und bewegen Sie die Füße durch.

Ich kann Ihnen nur raten, sich nach den fünf Minuten kurz neben das Trampolin zu stellen und nachzuspüren, denn es ist ein herrliches Gefühl, wenn der viele Sauerstoff durch Ihre Zellen rauscht.

1. Übung

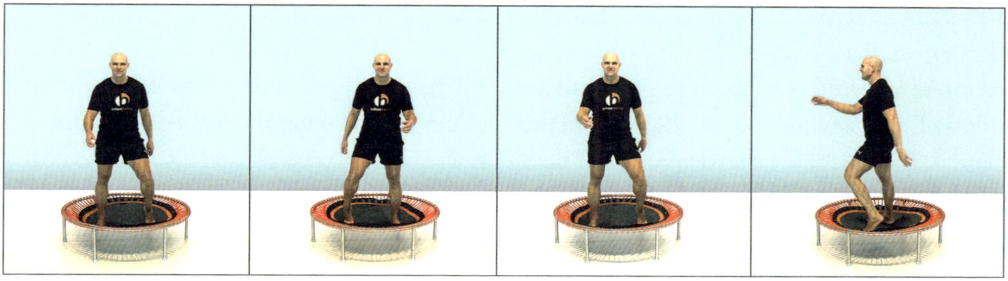

2. Übung

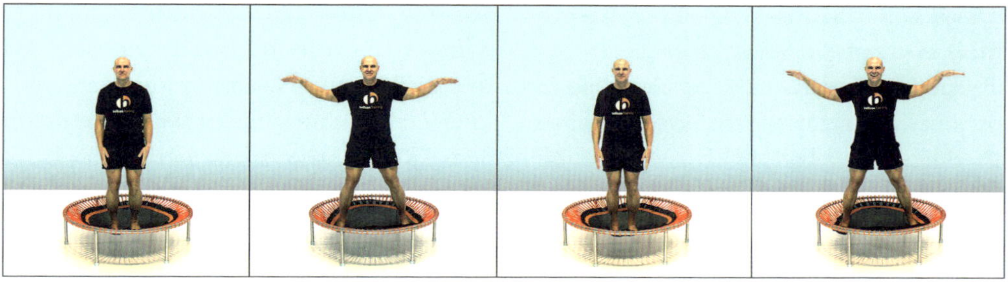

3. Übung

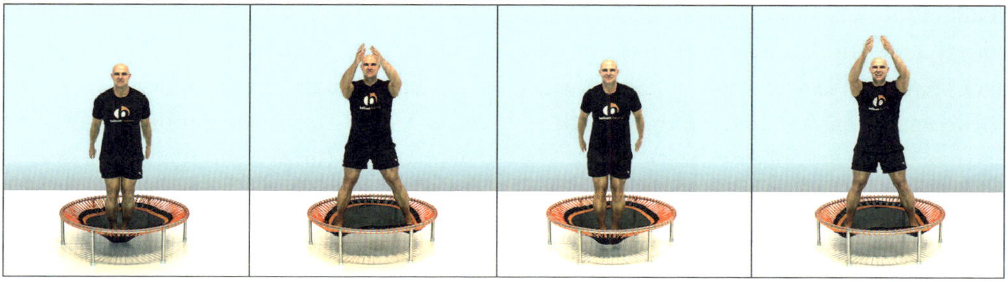

4. und 5. Übung

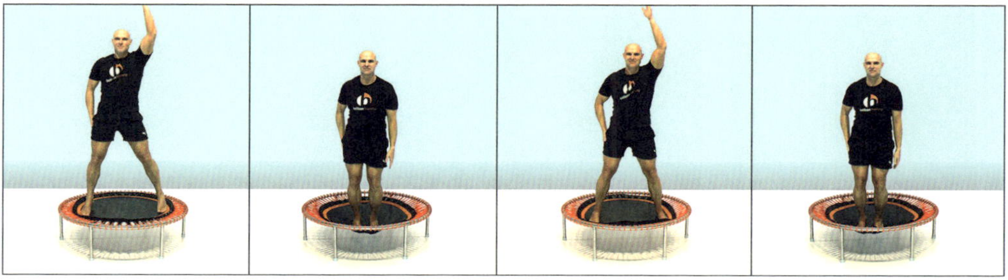

Woche 2 – Tag 4

Sie haben gestern schon gemerkt, dass das Gehirn einiges zu leisten hat, wenn wir Arme und Beine gleichzeitig koordinieren sollen. Lassen Sie sich nicht demotivieren, wenn es nicht gleich geklappt hat. Es ist noch kein Meister vom Himmel gefallen, im Gegenteil: Erst Übung macht den Meister. Lassen Sie uns weiterüben!

1. Übung: Das Einschwingen sollte zu Ihrem Ritual werden, bis es völlig automatisch kommt. Genießen Sie das Gefühl der Schwerelosigkeit und der Leichtigkeit der einfachen Schwingung. Dehnen Sie gemütlich Ihre Füße auf und schwingen Sie sich ein. Eine Minute.

2. Übung: Bringen Sie Ihre Füße durch sanfte Schwünge gleichzeitig auf 9 und 3 Uhr. Nehmen Sie dabei die Arme konstant in die Waagrechte und halten Sie dort die Spannung, während Ihre Beine einen halben Jumping Jack ohne Armbewegung machen. Schwingen Sie unter dieser Spannung so lange Sie können. Nach einer Minute wechseln Sie zur Übung 3.

3. Übung: Schwingen Sie im halben Jumping Jack mit den Beinen und nehmen Sie nun die Arme ausgestreckt vor sich. Halten Sie die Bauchspannung und atmen Sie ruhig und tief, sofern es Ihnen möglich ist. Eine Minute.

4. Übung: Sie bleiben in der gleichen Beinbewegung und nehmen nun die Arme mit in die Bewegung für einen vollständigen Jumping Jack. Schwingen Sie richtig tief in die Matte und üben Sie viel Druck mit den Füßen in die Matte aus. Diese Minute wird anstrengend!

5. Übung: Sie schwingen mit der gleichen Intensität in den Beinen weiter, nur jetzt nehmen Sie die Arme über den Kopf und halten Sie dort: Eine Minute Schwingen mit den Armen über dem Kopf. Schwingen Sie danach noch ein bisschen nach und versuchen Sie den Atem wieder unter Kontrolle zu bekommen.

Ich sagte ja bereits, dass fünf Minuten sehr lang sein können, insbesondere wenn der ganze Körper im Einsatz ist und sich jede Zelle des Körpers anspannt und entspannt – und das ohne Pause. Das ist hart und gibt auch erfahrenen Sportlern einen neuen Kick und eine neue Erfahrung.

2. Übung

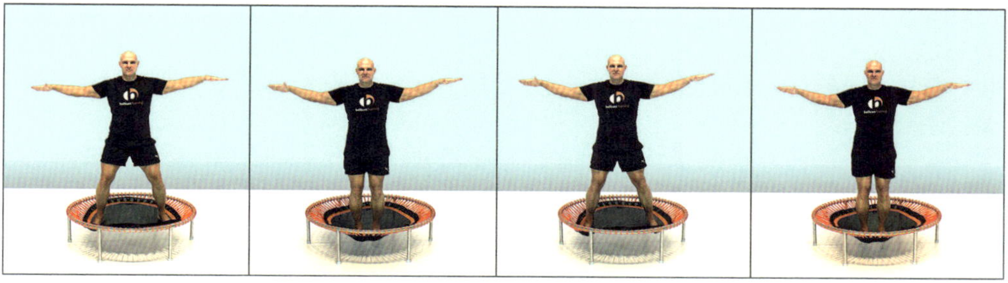

3. Übung

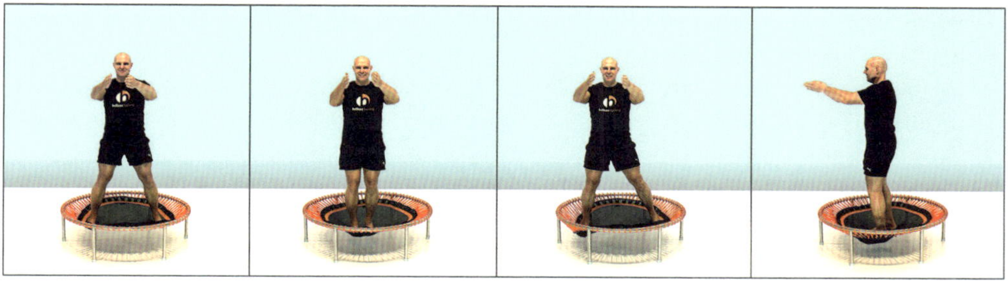

4. Übung

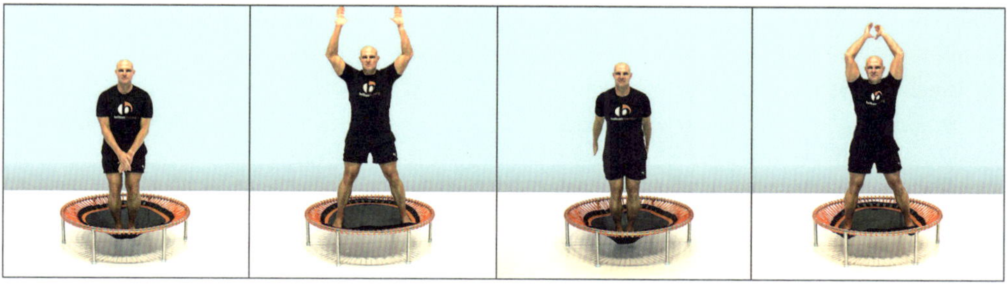

5. Übung

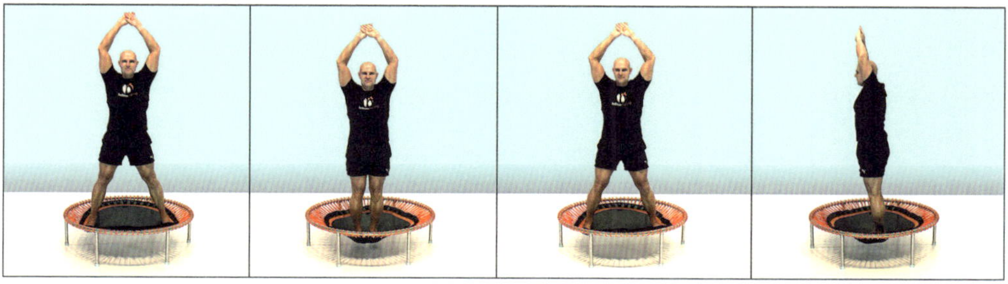

Woche 2 – Tag 5

Jetzt wird es Zeit, dass Sie noch mehr darüber erfahren, was man mit dem Trampolin alles machen kann. Heute machen wir „Mattenturnen".

1. Übung: Schwingen Sie sich kurz ein. Eine Minute kleine Schwünge, und nehmen Sie gern schon die Arme ein wenig mit dazu, denn die brauchen wir heute ein bisschen mehr.

2. Übung: Steigen Sie wieder vom Trampolin ab. Stellen Sie sich dahinter und gehen Sie mit den Händen in die Mitte der Matte. Gehen Sie in den Stütz. Sie können Ihre Hüfte gern auf dem Rahmen ablegen, wenn es Ihnen zu schwer wird, aber ich empfehle Ihnen, es erst einmal ohne Hüftablegen zu versuchen. Im Stütz versuchen Sie mit den Händen die Matte in Schwingung zu versetzen. Halten Sie die Arme leicht gebeugt und bringen Sie die Schultern vorn etwas mehr zusammen, so dass sich die Brust anspannt. Dann schwingen Sie eine Minute lang mit den Armen in die Matte. Spannung im ganzen Körper!

3. Übung: Bleiben Sie in der Übung 2 und schwingen Sie weiter, während Sie nun ein Bein hinten hochnehmen und weiterschwingen. Eine Minute. Das stärkt Rücken, Bauch, Schultern und Arme – eigentlich alles.

4. Übung: Sie schwingen immer noch mit den Armen in der Matte und im Stütz und wechseln zum anderen Bein. Heben Sie das andere Bein nach hinten oben ab und schwingen Sie in die Matte. Sie können immer absetzen und wechseln, wie es Ihnen beliebt. Nur durchhalten wäre schön! Wieder eine Minute.

5. Übung: Jetzt dürfen Sie erschöpft sein. Setzen Sie sich in die Mitte des Trampolins und machen Sie sich im Oberkörper richtig rund. Die Füße stehen noch auf dem Boden. Sie schwingen mit dem Po in die Matte und heben die Arme vor sich an. Sie strecken die Arme von sich weg, während Sie mit Ihrem Po die Matte in Schwingung versetzen. Spüren Sie Ihren Bauch bzw. Ihre Muskeln. Eine Minute in dieser Position schwingen.

Genießen Sie das tolle Brennen im Bauch, in den Armen und den Schultern. Schwingen Sie noch ein wenig, dann wird die Milchsäure, die Sie gerade produziert haben, verstoffwechselt, und der Muskelkater hält sich in Grenzen.

1. Übung

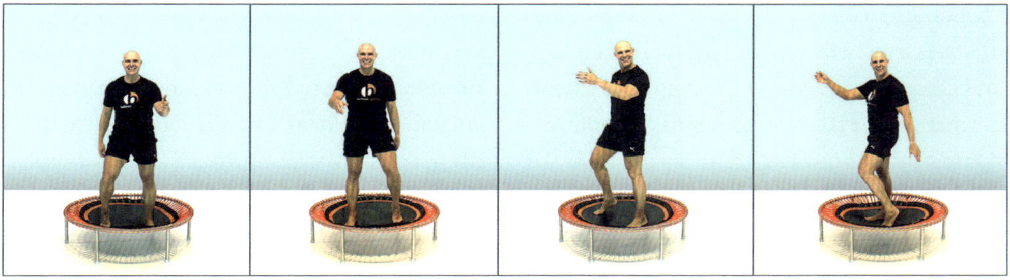

2. Übung

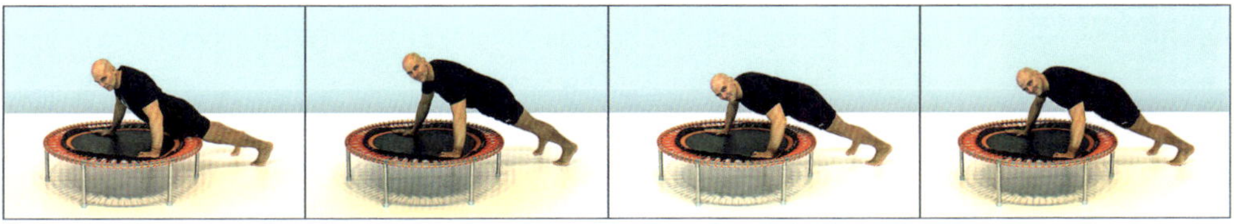

3. und 4. Übung

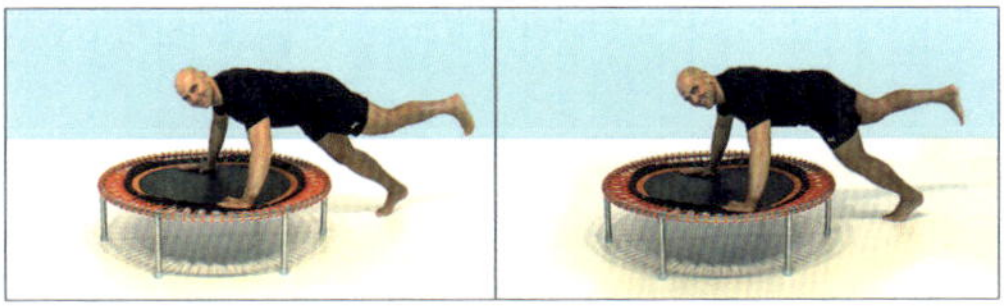

5. Übung

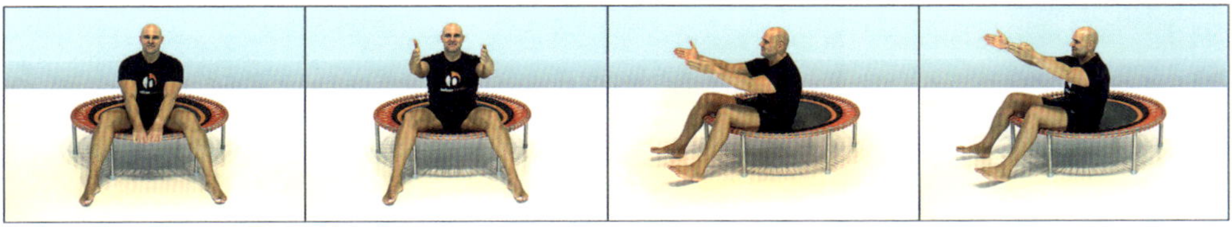

Woche 2 – Tag 6

Heute liegt der Fokus auf der Konzentration. Sie werden sehen, das ist anstrengender, als Sie denken, denn es geht in die Tiefenmuskulatur. Heute schwingen Sie sich ausnahmsweise nicht ein.

1. Übung: Stellen Sie sich mit beiden Füßen geschlossen ins Zentrum der Matte. (Fühlen Sie sich mit geschlossenen Füßen noch nicht so sicher, nehmen Sie sie einfach ein wenig auseinander!) Fühlen Sie sich sicher, dann verschränken Sie die Hände hinter Ihren Po. Schließen Sie die Augen so lange Sie können und halten Sie das Gleichgewicht. Spüren Sie dabei in sich hinein und spüren Sie Ihre Füße und die Spannung, die durch Ihren Körper läuft. Öffnen Sie die Augen nach einer Minute wieder. Schwingen Sie kurz nach.

2. Übung: Stellen Sie beide Füße hintereinander in eine Linie. Nehmen Sie einen großen Zeh an die andere Ferse. Stellen Sie die Füße in eine Reihe. Fühlen Sie sich sicher, dann nehmen Sie die Hände wieder hinter den Po, aber das ist schwer. Alternativ können Sie die Hände und Arme als Unterstützung in die Waagrechte links und rechts strecken. Schließen Sie die Augen, wenn Sie soweit sind. Halten Sie die Stellung 30 Sekunden, dann wechseln Sie die Fußstellung und stehen noch einmal 30 Sekunden.

3. Übung: Stellen Sie die Füße im Zentrum wieder eng zusammen. Nehmen Sie beide Hände über den Kopf und formen Sie mit den Händen ein Dach. Nehmen Sie den Kopf in den Nacken und schauen vorsichtig unter das Dach. Schließen Sie die Augen für eine Minute, wenn Sie sich trauen. Halten Sie die Position.

4. Übung: Nehmen Sie einen Fuß vor sich auf den Rahmen auf 12 Uhr. Der andere Fuß bleibt im Zentrum der Matte stehen. Heben Sie beide Arme als Stabilisatoren zur Seite. Lösen Sie den vorderen Fuß ein wenig vom Rahmen und stehen Sie nun nur noch auf einem Bein. Schließen Sie die Augen, wenn Sie sich trauen. Eine Minute.

5. Übung: Machen Sie Übung 4 mit dem anderen Bein. Sie werden feststellen, dass Sie ein starkes und ein schwaches Bein haben. Viel Spaß beim Ausprobieren!

Das war anstrengend! Allein die Aktivierung der Tiefenmuskulatur ist etwas ganz Besonderes, denn der ganze Körper muss hier arbeiten und stabilisieren.

1. Übung

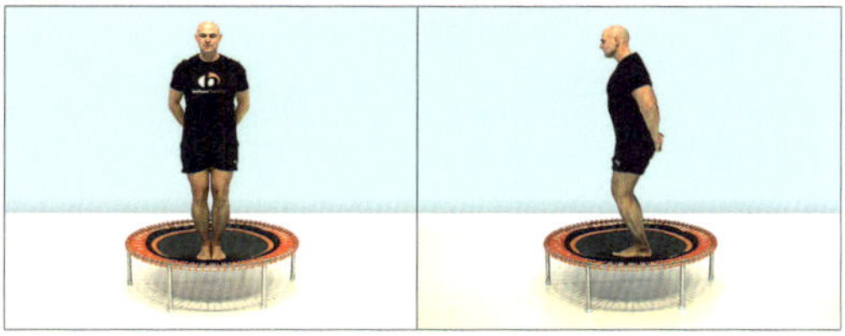

2. Übung

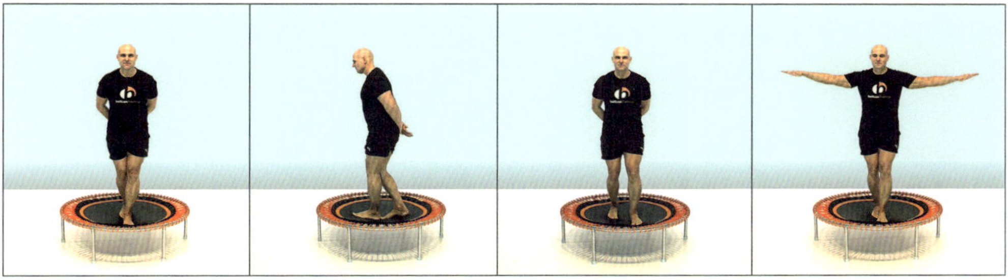

3. Übung

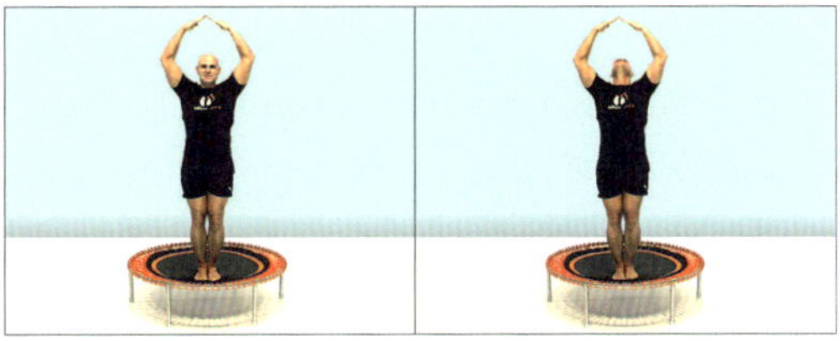

4. und 5. Übung

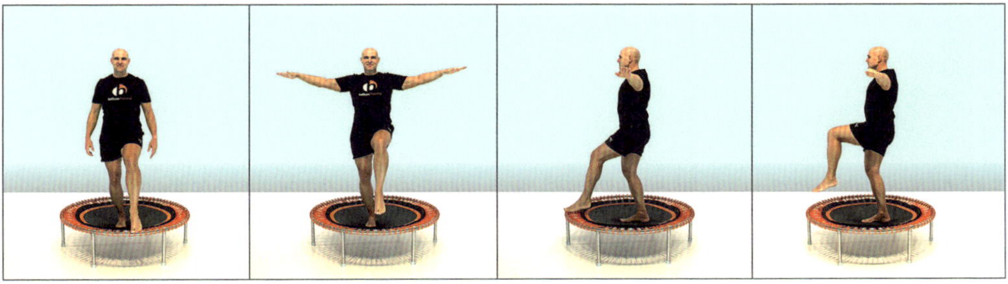

Woche 2 – Tag 7

Merken Sie heute Ihre Tiefenmuskulatur? Ist ein komisches Gefühl, wenn man dort „Muskelkater“ hat, oder? Das hatten Sie so vermutlich noch nie.

1. Übung: Schwingen Sie sich ein. Bewegen Sie Ihre Füße, Ihre Knie, Ihre Arme. Schwingen Sie sich so ein, wie es Ihnen gefällt und Sie das Gefühl haben, Sie werden warm. Ich möchte, dass Sie langsam Ihren eigenen Stil entwickeln.

2. Übung: Nehmen Sie beide Füße an den Rand auf 9 Uhr und 3 Uhr. Gehen Sie tiefer in die Knie und erzeugen Sie eine Spannung im Po und im Becken. Schwingen Sie, während Sie diese Stellung einnehmen. Nehmen Sie dann die Arme waagrecht vor sich und drücken Sie auf Brusthöhe die Handflächen fest zusammen. Erzeugen Sie im ganzen Körper eine Spannung, die durch die Schwingung verstärkt wird. Halten Sie diese Spannung eine Minute. Dann lösen Sie.

3. Übung: Richten Sie sich aus der Übung 2 wieder auf, lassen aber die Füße auf der Position. Schwingen Sie nun durch Gewichtsverlagerung von einer auf die andere Seite und arbeiten Sie dabei mit der Ferse in die Matte. Gleiten Sie von einer auf die andere Seite. Halten Sie die Hände dabei in der Hüfte und spannen Sie den Oberkörper an. Halten Sie diese Spannung während der ganzen Zeit aufrecht. Schwingen Sie eine Minute lang.

4. Übung: Bleiben Sie in dem Schwung aus Übung 3. Nehmen Sie nun eine Minute lang den rechten Arm hinzu: Immer wenn Ihr rechter Fuß in die Matte taucht, nehmen Sie den rechten Arm rechts raus in die Waagrechte, und wenn Sie schon fit sind, dann in die Senkrechte.

5. Übung: Sie bleiben weiter in dem Schwung und nehmen nun die linke Hand auf die linke Seite. Genießen Sie den Flug und die Bewegung. Alles ist in Bewegung, und Sie sind schwerelos! Schwingen Sie eine Minute und gern länger, wenn Sie noch können.

2. Übung

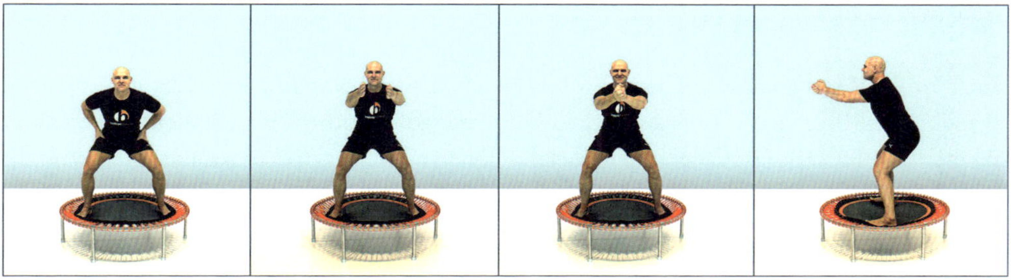

3. Übung

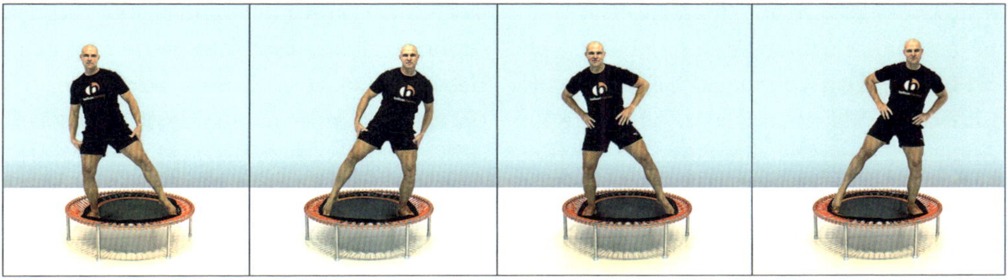

4. Übung

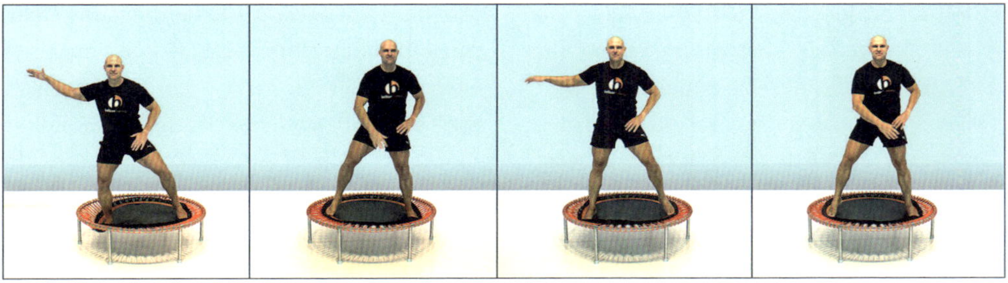

5. Übung

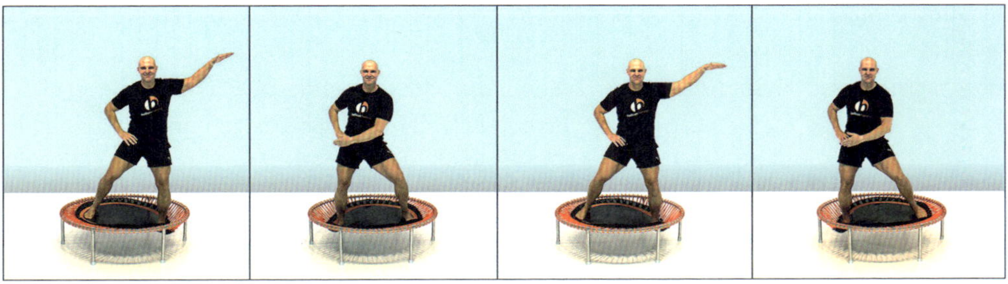

Woche 3 – Wir steigern die Fitness und regen den Stoffwechsel an

Sie haben bestimmt schon bemerkt, dass die letzte Woche anstrengender war und Sie nicht nur von der Fitness, sondern auch von der Koordination und dem Gleichgewicht gefordert wurden. Jetzt intensivieren wir das Ganze.

Woche 3 – Tag 1

1. Übung: Schwingen Sie sich in der Grundstellung ein. Ganz locker schwingen, die Arme dazu leicht pendeln lassen und, wenn Sie möchten, die Füße durchbewegen und dehnen. Eine Minute leichtes Einschwingen.

2. Übung: Fangen Sie mit kleinen Wechselschritten an. Fühlen Sie sich sicher, dann machen Sie größere Wechselschritte und nehmen die Arme intensiver mit. Ziehen Sie die Arme abwechselnd vor sich hoch. Möchten Sie es noch intensiver, ziehen Sie die Arme in die Senkrechte nach oben. Eine Minute.

3. Übung: Bleiben Sie im Wechselschritt aus Übung 2. Ziehen Sie jetzt die Arme gleichzeitig nach vorne. Intensiver wird es, wenn Sie beide Arme gleichzeitig über den Kopf in die Senkrechte ziehen. Achtung: Nicht die Arme reißen, sondern schwingen! Eine Minute.

4. Übung: Der Wechselschritt wird größer und breiter. Stellen Sie die Beine weiter auseinander, aber bleiben Sie im intensiven Wechselschritt. Ziehen Sie einen Arm nach vorne und den anderen Arm gleichzeitig zur Seite. Leichte Ausführung waagrecht, schwerer wird es mit den Armen in die Senkrechte. Bei jeder Schwingung gehen die Arme hoch und runter. Eine Minute.

5. Übung: Immer noch der breite Wechselschritt. Jetzt gehen Sie tiefer in die Knie und belasten die Oberschenkel mehr. In der letzten Minute ziehen Sie abwechselnd die Arme nach vorn über den Kopf und dann nach außen über den Kopf. Immer im Wechsel. Das ist sehr intensiv und erfordert noch mal ein bisschen mehr Luft und Koordination.

2. Übung

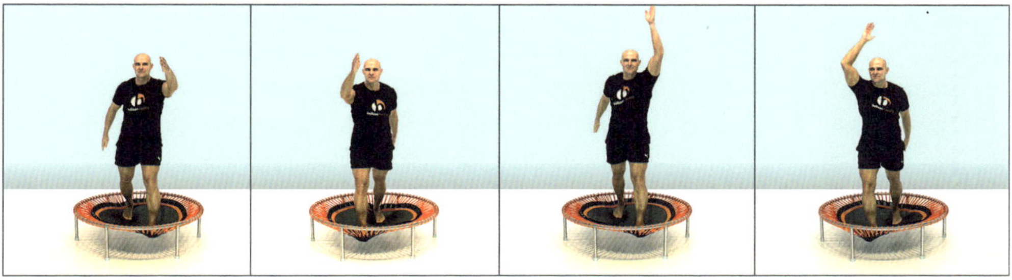

3. Übung

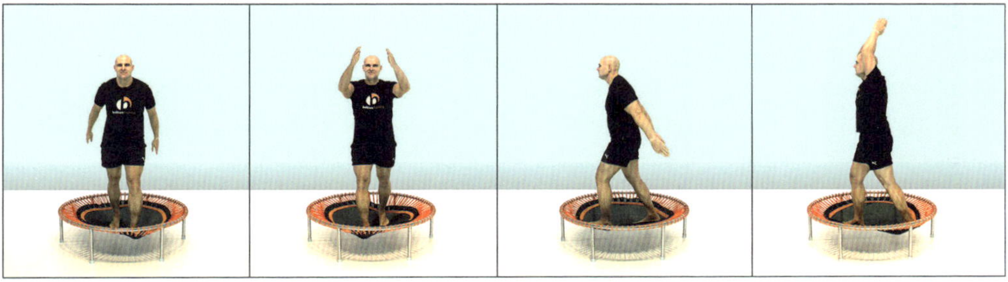

4. Übung

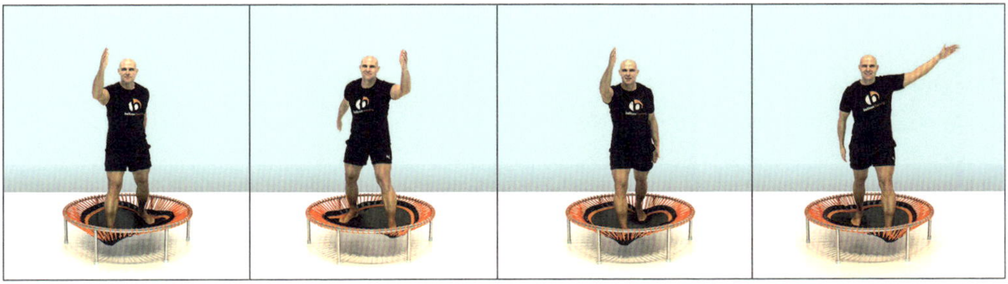

5. Übung

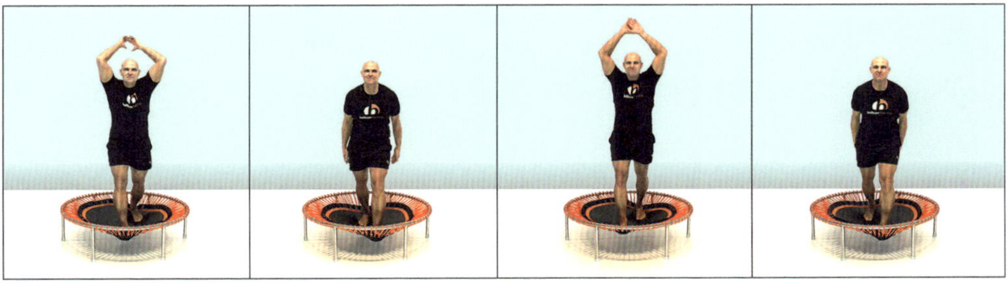

Woche 3 – Tag 2

Heute kümmern wir uns um Ihre Muskeln in den Beinen. Gestern waren Ausdauer und Koordination ein wenig mehr gefordert, heute lassen wir die Beine brennen. Sie werden gleich merken bzw. spüren, was ich meine. Und: Nicht aufhören, wenn es brennt!

1. Übung: Schwingen Sie sich ein, lassen Sie die Arme dazu pendeln und mitschwingen. Sie können die Arme ruhig ein bisschen mehr schwingen lassen, während Sie die Füße in die Matte drücken und die Fersen hochziehen.
2. Übung: Stellen Sie beide Füße an den Rand der Matte auf 3 Uhr und 9 Uhr. Verlagern Sie das Gewicht auf eine Seite und belasten Sie das entsprechende Bein sehr intensiv. Versuchen Sie den anderen Fuß schweben zu lassen und dabei intensiv in die Matte zu schwingen. Gehen Sie tiefer mit dem Po. Strecken Sie den Po weit nach hinten und arbeiten Sie mit dem kompletten Fuß in die Matte. Strecken Sie beide Arme vor sich aus und falten Sie die Hände. Erzeugen Sie Druck mit den Händen und halten Sie diese Oberkörperspannung. Eine Minute lang.
3. Übung: Sie schwingen weiter wie in Übung 2. Gehen Sie ein Stück tiefer und schwingen Sie weiter. Nehmen Sie die Arme ausgestreckt senkrecht über den Kopf. Halten Sie den Rücken gerade und die Spannung im Bauch. Eine Minute intensives Schwingen, anschließend kurz lösen.
4. Übung: Wechseln Sie zur anderen Seite und arbeiten Sie wie in Übung 2 mit viel Druck den Fuß in die Matte, während Sie die Arme vor sich strecken. Denken Sie dran, die Hände ineinanderzupressen und den Oberkörper anzuspannen. Gehen Sie tief ins Knie und erzeugen eine große Spannung im Oberschenkel, während Sie schwingen.
5. Übung: Sie schwingen weiter auf diesem Bein und nehmen wie in Übung 3 die Arme senkrecht über den Kopf. Den Rücken gerade halten und eine Ganzkörperspannung erzeugen. Die letzte Minute noch mal richtig intensiv in die Matte arbeiten, dann lösen und auslockern.

Hier sind Sie vermutlich richtig ins Schwitzen gekommen – gut so!

2. Übung

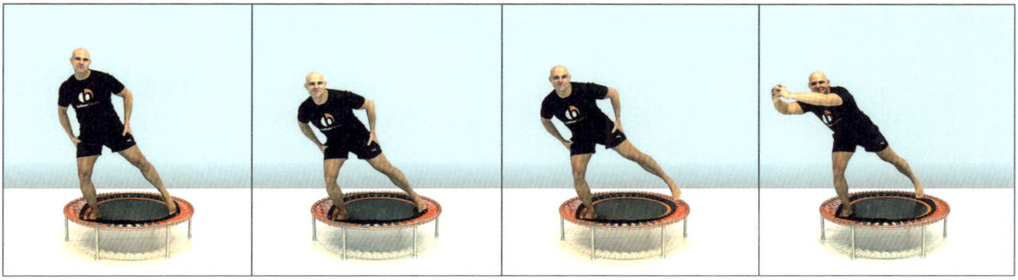

3. Übung

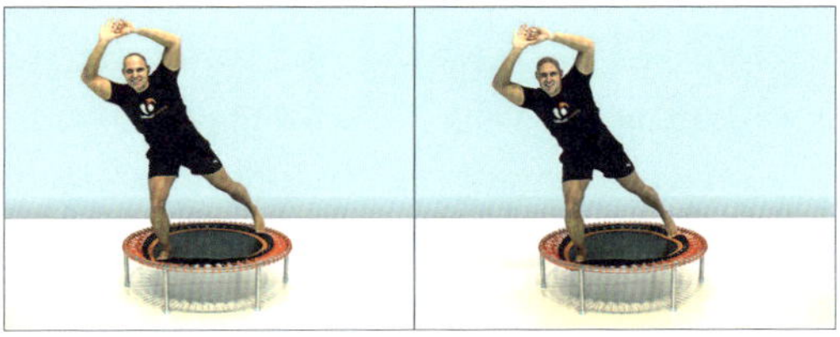

4. Übung

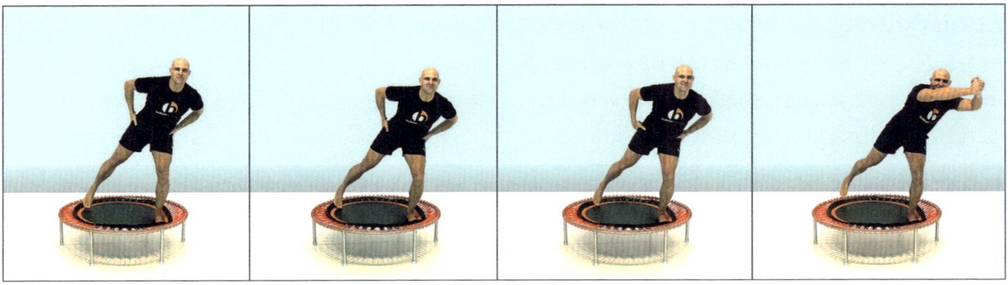

5. Übung

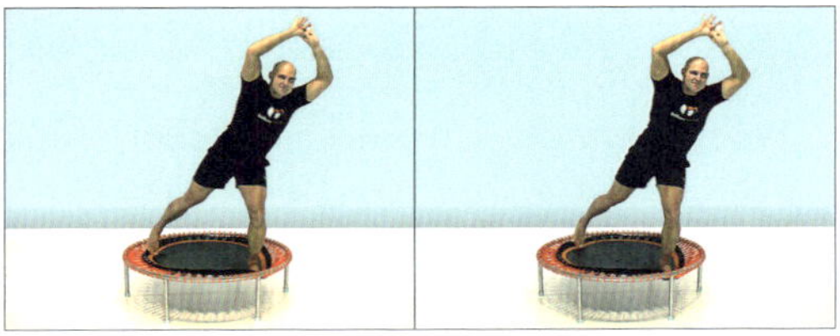

Woche 3 – Tag 3

Es wäre toll, wenn Sie sich jeden Tag auf das Training freuen. Es sollte Sie nicht nerven und Sie sollten sich nicht gezwungen fühlen, es zu tun. Wenn Sie es freiwillig und mit Freude machen, haben Sie mehr davon!

1. Übung: Leichtes Schwingen, leichtes Armpendeln. Die Füße gut durchbewegen und den Körper locker machen. Eine Minute leichtes Schwingen.

2. Übung: Stellen Sie beide Füße eng ins Zentrum der Matte. Nehmen Sie die Arme waagrecht nach links und rechts. Rotieren Sie leicht mit der Hüfte und lassen Sie den Oberkörper weiter nach vorn zeigen. Sie bewegen dazu die Füße leicht rechts und links und drehen dabei das Becken. Wir rotieren von einer Seite zur anderen mit den Füßen und fangen dabei klein an. Eine Minute kleine „Twister“, also Drehungen. (Leichter wird es, wenn Sie die Füße nicht ganz so eng nehmen!)

3. Übung: Lassen Sie den Twister aus Übung 2 nun größer werden und gehen Sie dabei tiefer in die Knie. Halten Sie die Arme immer noch auf Spannung. Sollte die Schulter zu sehr brennen, dürfen Sie gern kurz lösen und entspannen. Eine Minute intensiv twisten und dann lösen und leicht schwingen.

4. Übung: Nehmen Sie die Füße eng ins Zentrum. Wir „wedeln“: Schwingen Sie mit engen Füßen und Beinen von einer zur anderen Seite. Gehen Sie dabei so tief in die Hocke, als würden Sie mit Skiern einen Abhang „hinunterwedeln“. Für mehr Intensität nehmen Sie die Arme waagrecht nach außen und halten Sie sie dort. Eine Minute „wedeln“, anschließend ausschwingen und auslockern.

5. Übung: Sie schwingen aus dem Zentrum mit beiden Beinen und Füßen eng vor und zurück. Erst kleine Schwünge, dann werden sie größer. Machen Sie große Schwünge von Rand zu Rand und nehmen Sie die Arme für mehr Intensität mit dazu. Ziehen Sie die Arme, wenn Sie nach vorne schwingen, nach vorn, und wenn Sie nach hinten schwingen, nach hinten, soweit Sie können. Schwingen Sie nach einer intensiven Minute langsam aus.

2. Übung

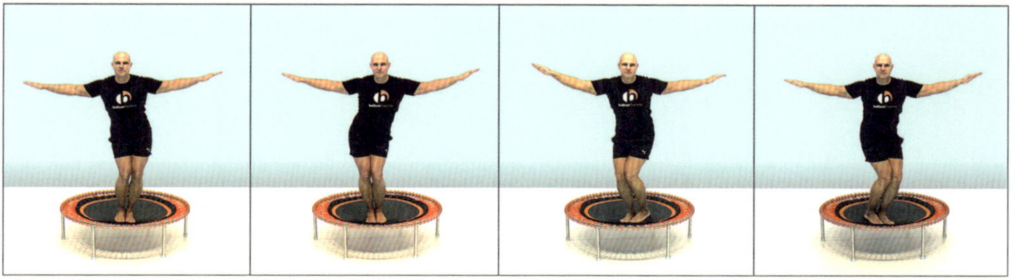

3. Übung

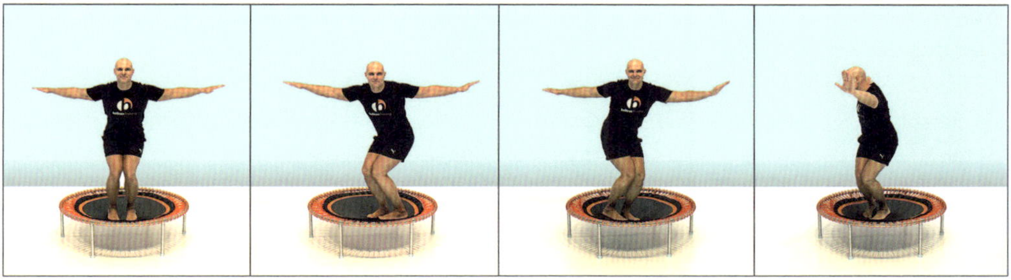

4. Übung

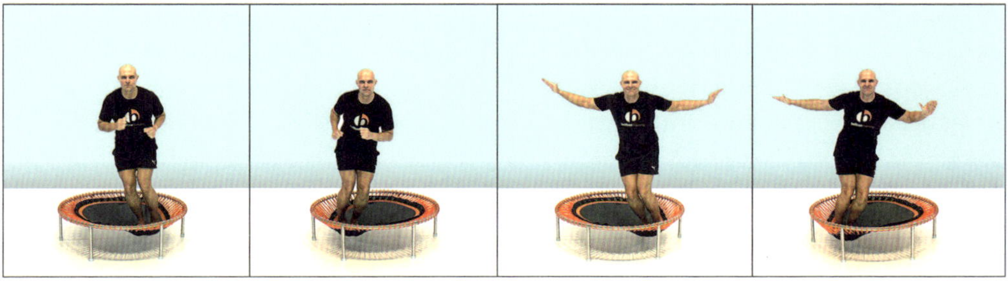

5. Übung

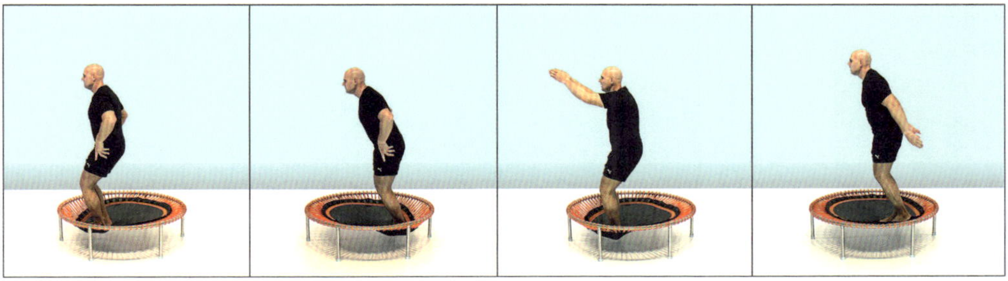

Woche 3 – Tag 4

Generell ist ja das Schwingen immer gut für alles, aber heute machen wir ein paar ausgesuchte Rückenübungen.

1. Übung: Schwingen Sie sich ein und pendeln Sie dabei intensiv mit den Armen. Sie können auch die Schultern zu den Ohren ziehen und wieder fallen lassen. Lockern Sie sich auf und schwingen Sie locker im hüftbreiten Stand dazu.

2. Übung: Stellen Sie sich hüftbreit hin, die Füße parallel. Strecken Sie die Arme seitlich aus. Versuchen Sie die Arme soweit Sie können gerade zu machen und auszustrecken. Eine Dehnung in Schulter, Brust und Arm entsteht. Schieben Sie die Arme soweit es geht nach hinten, so dass Sie die Schulterblätter in Richtung Wirbelsäule drücken. Fangen Sie an zu schwingen. Während Sie schwingen, wippen Sie mit den Armen vorsichtig nach hinten und erhöhen somit den Druck und die Spannung in der Muskulatur. Schwingen und Wippen Sie eine Minute intensiv und halten Sie dabei immer die Körperspannung aufrecht.

3. Übung: Schwingen Sie weiter intensiv mit dem ganzen Fuß in die Matte. Sie können gern die Schrittweite variieren, um eine andere Spannung in den Beinen und Becken zu erzeugen. Nehmen Sie nun die Arme nach oben, als wollten Sie ein Y aus sich machen. Während Sie schwingen, drücken Sie die Arme weiter nach hinten und erhöhen die Spannung im oberen Rückenbereich. Wippen Sie auch hier während des Schwingens mit den Armen vorsichtig nach hinten und erhöhen Sie damit die Spannung in der Muskulatur. Nach einer Minute lockern Sie sich kurz aus.

4. Übung: Stellen Sie sich etwas breiter als schulterbreit auf, in den Knien leicht gebeugt. Schwingen Sie weiter. Lehnen Sie sich nun mit geradem Rücken nach vorne. Bleiben Sie im Rücken gerade und gehen Sie soweit, wie Ihr Rücken es zulässt. Halten Sie die Spannung im Bauch, während Sie schwingen. Wenn Sie können, strecken Sie nun die Arme vor sich aus. Sie spüren die Spannung in Rücken und Rumpf. Schwingen Sie weiter, während Sie die Arme vor sich halten. Eine Minute, dann langsam aus der Spannung kommen. Schwingen Sie langsam aus und steigen Sie vom Trampolin.

5. Übung: Setzen Sie sich auf die Matte, den Po ins Zentrum. Die Füße an oder auf den Rand. Die Hände stützen Sie hinter sich an den Rand bzw. Rahmen. Fangen Sie an, mit dem Po in die Matte zu schwingen. Sie können Ihre Arme und auch die Beine zum Schwungerzeugen mit einsetzen. Drücken Sie sich ab und lassen Sie sich in die Matte schwingen. Wenn Sie ein wenig Übung haben, nehmen Sie Arme und Beine in die Luft und schwingen nur noch auf dem Po. Eine Minute!

Diese Rückeneinheit hat es in sich. Es ist überhaupt kein Problem, wenn Sie ab und zu mal absetzen und Pause machen.

2. Übung

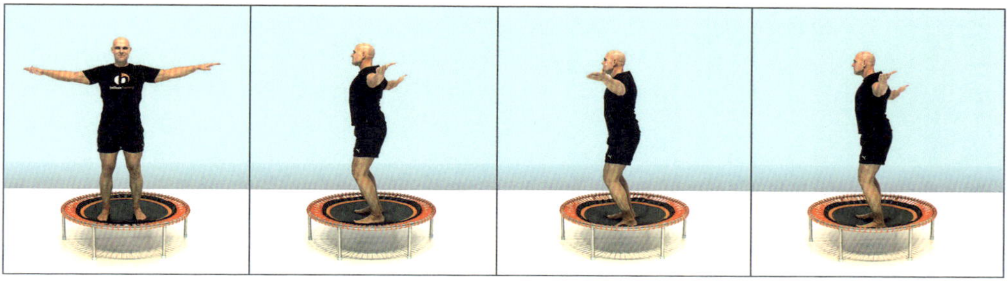

3. Übung

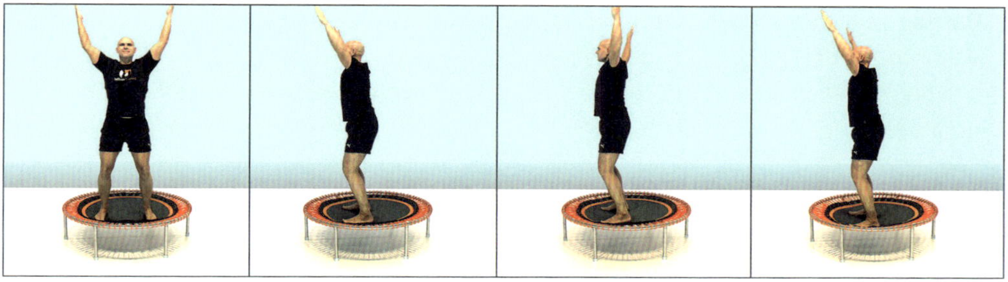

4. Übung

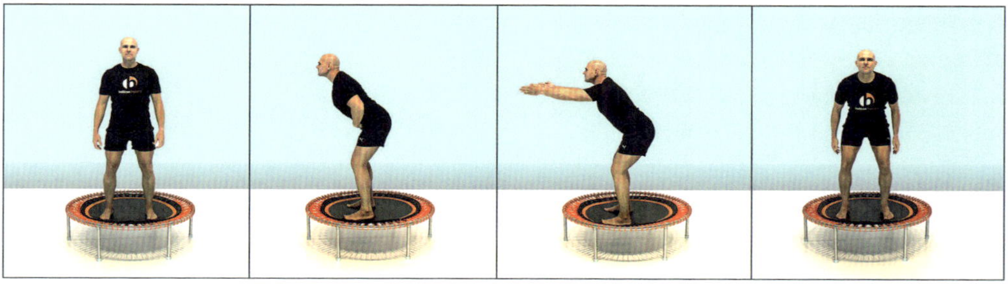

5. Übung

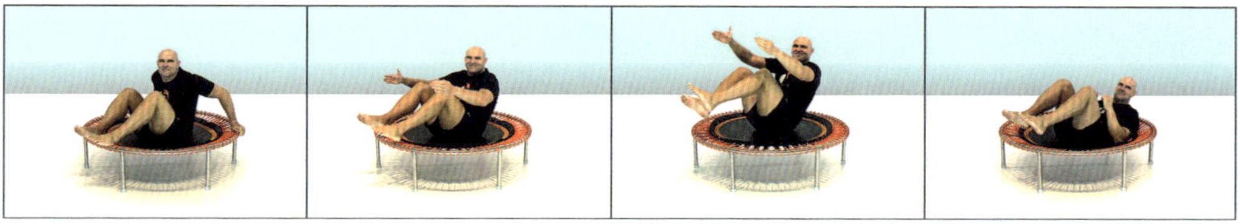

Woche 3 – Tag 5

Heute beschäftigen wir uns wieder intensiv mit Gleichgewichtssinn und Körperspannung.

1. Übung: Schwingen Sie sich warm. Sie dürfen auch gern etwas länger und intensiver schwingen und schon ein paar Lockerungsübungen machen. Denken Sie an die Beweglichkeit der Füße.
2. Übung: Stellen Sie sich mit beiden Füßen ins Zentrum, beide Füße ganz eng aneinander. Gehen Sie etwas tiefer in die Knie, so dass Sie eine gute Spannung in den Oberschenkeln spüren. Nehmen Sie die Arme rechts und links in die Waagrechte. Lösen Sie einen Fuß. Finden Sie Ihr Gleichgewicht und bleiben Sie auf einem Fuß stehen. Sollten Sie es sich zutrauen, machen Sie das mit geschlossenen Augen. Eine Minute, dann lösen und locker schwingen.
3. Übung: Wechseln Sie zum anderen Fuß und wiederholen Sie Übung 2 mit dem anderen Fuß. Versuchen Sie auch hier die Augen zu schließen. Eine Minute kann sehr lang sein!
4. Übung: Stellen Sie einen Fuß ins Zentrum, den anderen nehmen Sie hinten an den Rahmen. Beugen Sie sich nach vorne und lösen Sie den hinteren Fuß in die Luft. Sie stehen tief in der Muskulatur und nehmen das hintere Bein weiter hoch. Nehmen Sie die Arme für die Stabilisierung nach außen. Versuchen Sie mit dem Oberkörper und dem Bein in die Waagrechte zu gehen. Sollten Sie fit sein, dann schließen Sie die Augen, aber Vorsicht, das ist wirklich schwer! Diese Übung nennt man die „Waage“.
5. Übung: Wiederholen Sie die Waage aus Übung 4 mit dem anderen Bein. Eine Minute so zu stehen ist wirklich schwer. Spüren Sie in sich hinein und spüren Sie die Körperspannung. Nehmen Sie sich anschließend etwas mehr Zeit, um sich auszulockern und locker weiterzuschwingen.

2. und 3. Übung

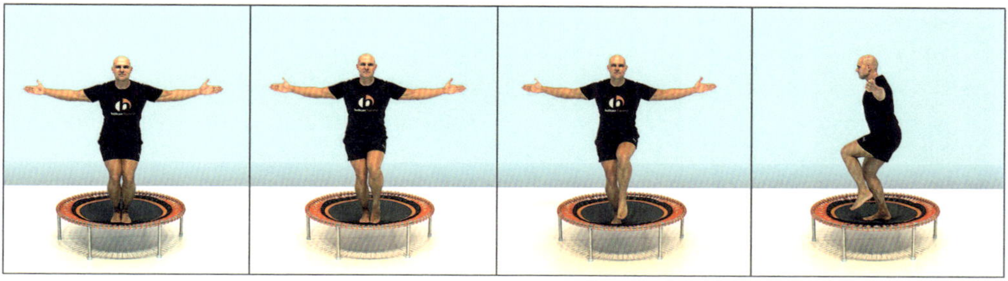

4. und 5. Übung, Ansicht von vorne

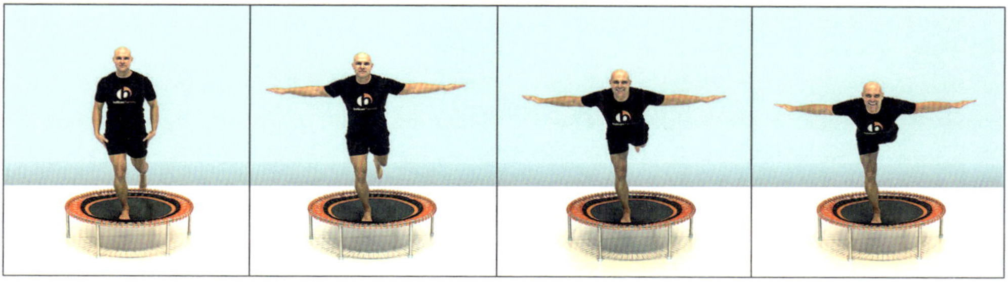

4. und 5. Übung, Ansicht von der Seite

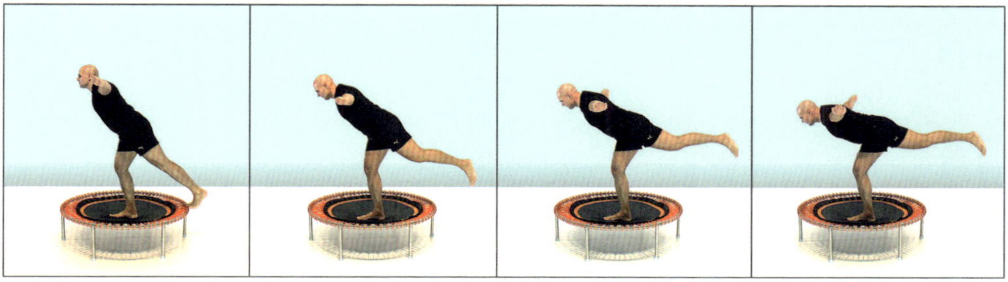

Woche 3 – Tag 6

Bald haben Sie auch die dritte Woche geschafft! Heute schauen wir uns die Koordination noch einmal genauer an.

1. Übung: Schwingen Sie sich eine Minute lang ein. Pendeln Sie mit den Armen, dehnen Sie Ihre Füße auf.

2. Übung: Nehmen Sie den linken Fuß auf 12 Uhr und den rechten Fuß auf 6 Uhr. Schwingen Sie vor und zurück, ohne die Füße zu lösen, heben Sie dazu die Fersen von der Matte und drücken Sie die Zehen und die Ballen in die Matte. Ziehen Sie dazu den linken Arm nach vorne hoch in die Senkrechte. Eine Minute vor und zurück und den Arm über den Kopf.

3. Übung: Bleiben Sie in dem Schwung vor und zurück aus Übung 2. Ziehen Sie nun bei jedem Schwung beide Arme seitlich hoch in die Waagrechte und, wenn Sie fit sind, in die Senkrechte. Optimal wäre es, wenn beide Hände sich über dem Kopf treffen und hinter dem Po treffen, so dass Sie einen runden Bewegungsablauf in den Armen haben, während Sie vor- und zurückschwingen. Eine Minute.

4. Übung: Wechseln Sie nun die Füße und den Arm. Schwingen Sie wie in Übung 2 eine Minute vor und zurück und ziehen Sie den anderen Arm über den Kopf.

5. Übung: Bleiben Sie in dem Schwung und arbeiten Sie fest mit dem vorderen Fuß in die Matte. Ziehen Sie wie in Übung 3 beim Vor- und Zurückschwingen die Arme über die Seite über den Kopf und hinter den Po. Eine Minute, dann lösen und locker schwingen. Steigen Sie vom Trampolin und spüren Sie nach.

2. Übung

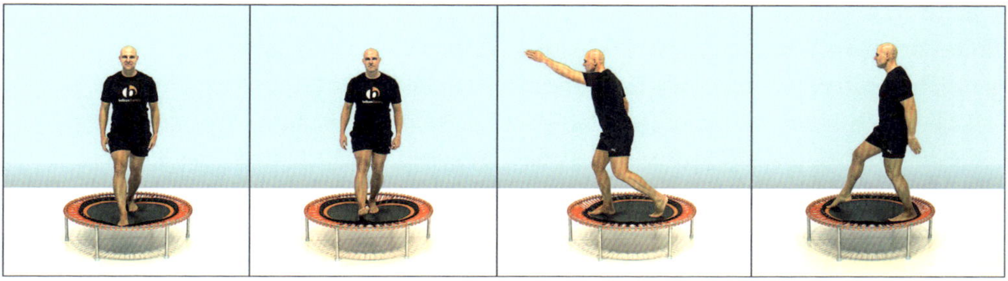

3. Übung

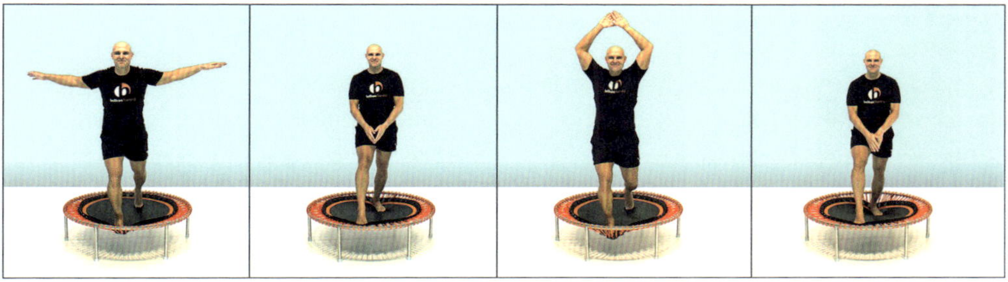

4. Übung

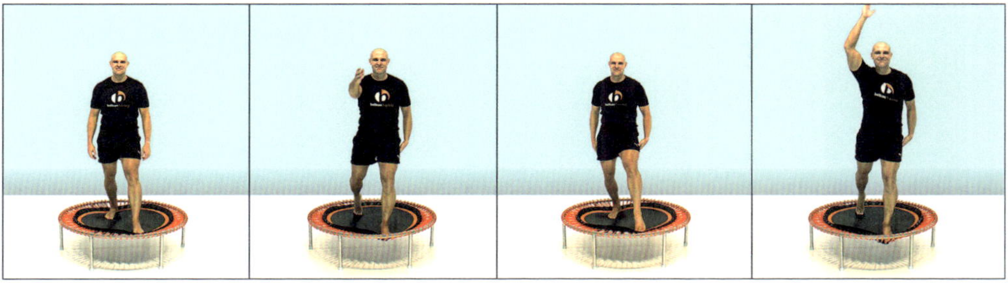

5. Übung

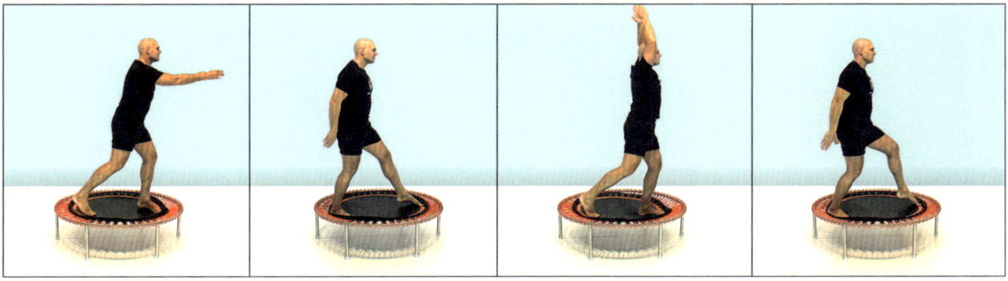

Woche 3 – Tag 7

Unsere dritte gemeinsame Woche geht dem Ende entgegen. Wir haben ganz schön viel gemacht: unsere Tiefenmuskulatur, den Gleichgewichtssinn, die Ausdauer und die Koordination trainiert. Und vergessen Sie nicht die tollen Effekte auf Körper und Geist. Heute geht's noch mal um die Koordination.

1. Übung: Schwingen Sie sich wie gewohnt ein. Nutzen Sie die Zeit, um Ihren Füßen etwas Gutes zu tun. Richtig schön durchbewegen und dehnen. Der Effekt ist herrlich.

2. Übung: Aus dem Einschwingen heraus gehen Sie in den Jumping Jack: Zuerst nehmen Sie gleichzeitig die Füße auf 3 Uhr und 9 Uhr. Nehmen Sie die Arme gleichzeitig mit in die Waagrechte, immer wenn Sie die Füße nach außen nehmen. Sind Sie fit und möchten mehr, dann nehmen Sie die Arme über den Kopf. Eine Minute intensive Jumping Jacks.

3. Übung: Bleiben Sie in der Beinbewegung aus der 2. Übung. Ziehen Sie nun die Arme abwechselnd nach vorn in die Senkrechte, während beide Beine gleichzeitig nach außen ziehen. Eine Minute. Auch hier gilt, wenn Sie es schwerer möchten, ziehen Sie die Arme abwechselnd über den Kopf.

4. Übung: Sie bleiben weiter in dem intensiven Beinschwung. Ziehen nun einen Arm nach vorne über den Kopf und einen zur Seite über den Kopf, während Ihre Beine immer noch denselben Schwung machen. Eine Minute, und es wird intensiver.

5. Übung: Bleiben Sie in der Übung 4, nur wechseln Sie nun die Arme. Diese Minute wird noch einmal recht lang sein, und wenn Sie die Hände über den Kopf ziehen, dann ist das sehr anstrengend für Kreislauf, Rücken, Beine und Rumpf. Schwingen Sie nach einer Minute locker aus und genießen Sie den Sauerstoff in Ihrem Blut.

2. Übung

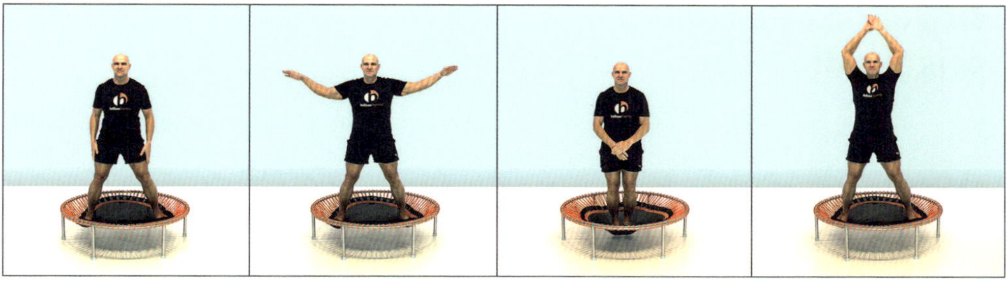

3. Übung

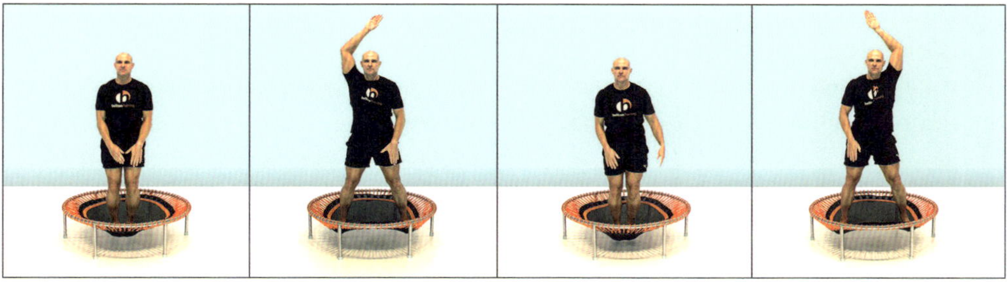

4. und 5. Übung

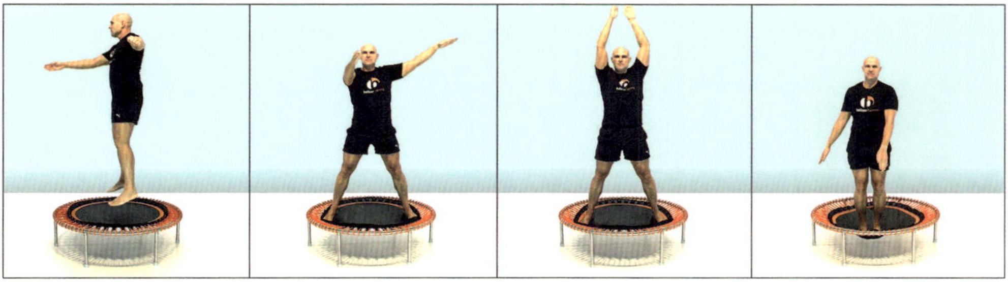

Woche 4 – Endspurt: Wir geben alles und steigern die Koordination

Lassen Sie uns die letzte und anstrengendste Woche starten und intensiv mit dem Trampolin arbeiten! Jetzt wird nicht nur geschwungen, sondern ich zeige Ihnen auch noch andere Übungen mit dem Trampolin und stelle Ihnen das ein oder andere Hilfsmittel vor, das Sie dazu nutzen können. Keine Angst, die Übungen gehen auch ohne Hilfsmittel, aber wenn Sie mal eine Steigerung möchten, ist das dann ohne Probleme möglich.

Woche 4 – Tag 1

1. Übung: Schwingen Sie sich locker ein. Bewegen Sie die Arme und die Füße, während Sie schwingen. Gern mit etwas intensiveren Bewegungen.

2. Übung: Stellen Sie sich mit geschlossenen Füßen auf 6 Uhr. Schwingen Sie in einem V mit beiden Beinen gleichzeitig nach vorn: Ein Fuß geht auf 10 und der andere auf 14 Uhr, so dass Sie ein V über der Matte schwingen. Nehmen Sie die Arme locker mit. Schwingen Sie eine Minute vor und zurück und schwingen dabei ein V.

3. Übung: Bleiben Sie mit den Beinen wie in Übung 2 und ziehen Sie zusätzlich die Arme zur Seite hoch: zuerst in die Waagrechte und, wenn Sie fit sind, in die Senkrechte. Eine Minute lang, anschließend kurz locker schwingen.

4. Übung: Stellen Sie sich wieder mit beiden Füßen auf 6 Uhr und schwingen Sie ein Y: Sie schwingen in die Mitte, und aus der Mitte öffnen Sie die Beine. Gleichzeitig gehen beide Füße nach außen. Einer auf 10 und der andere auf 14 Uhr. Dann wieder zurück in die Mitte und zum Schluss wieder auf 6 Uhr. Nehmen Sie die Arme wieder locker mit. Eine Minute schwingen.

5. Übung: Bleiben Sie im Y und nehmen Sie nun wieder die Arme intensiver mit. Ziehen Sie wie in Übung 3 die Arme mit. Eine Minute, dabei etwas mehr Kraft in die Matte geben. Anschließend locker ausschwingen.

2. Übung

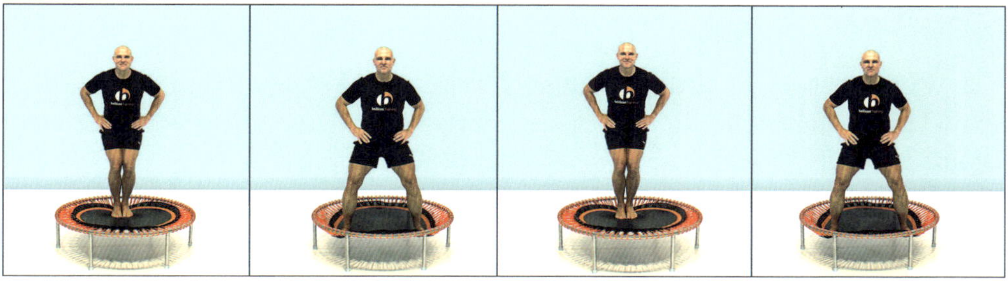

3. Übung

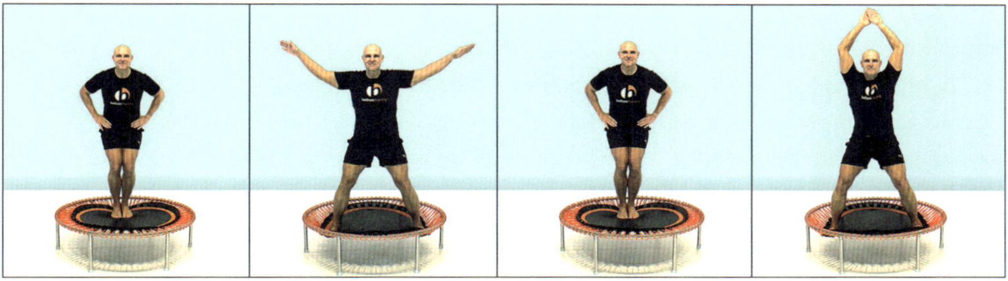

4. Übung

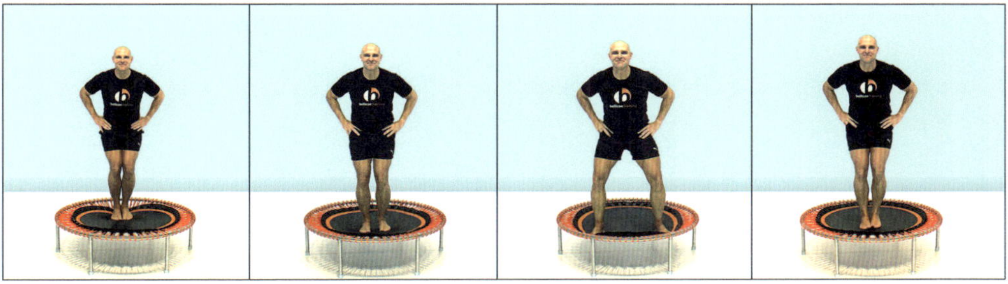

5. Übung

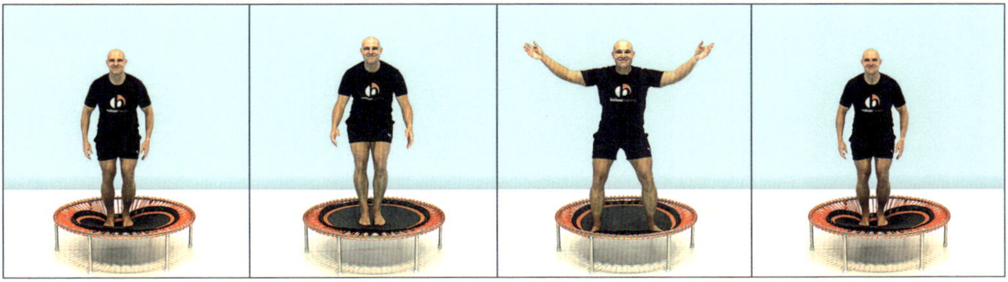

Woche 4 – Tag 2

Heute wird es nicht nur für die Beine, sondern für den gesamten Körper anspruchsvoll. Wir nehmen uns der Grundspannung an und treiben Ihnen ein paar Schweißperlen auf die Stirn.

1. Übung: Schwingen Sie sich locker ein, bevor Sie richtig loslegen.
2. Übung: Stellen Sie beide Füße eng nebeneinander ins Zentrum der Matte. Beugen Sie intensiv die Beine. Spüren Sie Ihre Oberschenkel? Dann schwingen Sie mit kurzen, schnellen Schwüngen in die Matte. Sehr kurz und sehr intensiv, also schneller als sonst. Nehmen Sie zusätzlich die Arme ausgestreckt vor den Körper, drücken Sie die Hände zusammen und erzeugen Sie damit eine Oberkörperspannung.
3. Übung: Bleiben Sie in der Schwingung, kurz und intensiv. Nehmen Sie die Hände nun über den Kopf und schwingen Sie weiter. Nicht aufhören. Kurze und intensive schnelle Schwünge, eine Minute lang.
4. Übung: Bleiben Sie in dem Tempo und in der Spannung. Halten Sie die Arme weiter über Ihren Kopf. Machen Sie nun kleine Twister mit Ihren Füßen und drehen Sie sich im Unterkörper ein, während Sie den Oberkörper stabil halten.
5. Übung: Letzte Minute, Endspurt! Nehmen Sie die Arme wieder runter und machen Sie für eine Minute größere Twister. Setzen Sie die Arme mit ein und lassen Sie diese mit dem Körper um sich herum rotieren. Schwingen Sie nach einer Minute aus und nach. Genießen Sie die Anstrengung.

Das war intensiv! Wundern Sie sich nicht, wenn Sie nicht alles geschafft und durchgezogen haben. Sie werden sehen, mit der Zeit werden Ihnen die Übungen leichterfallen.

2. Übung

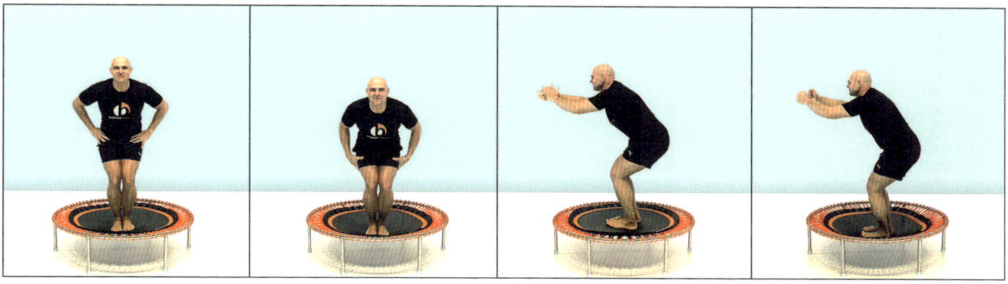

3. Übung

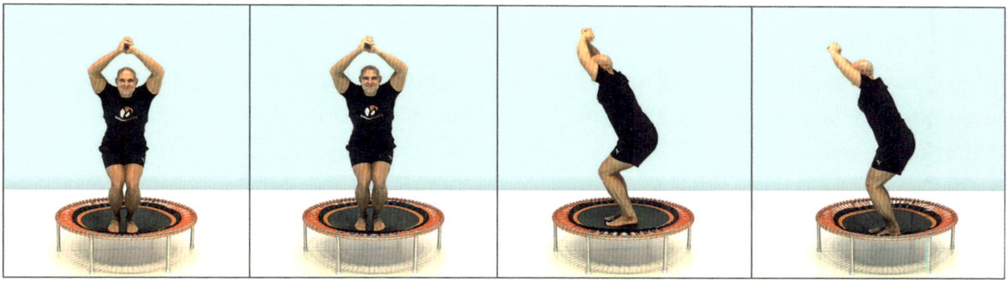

4. Übung

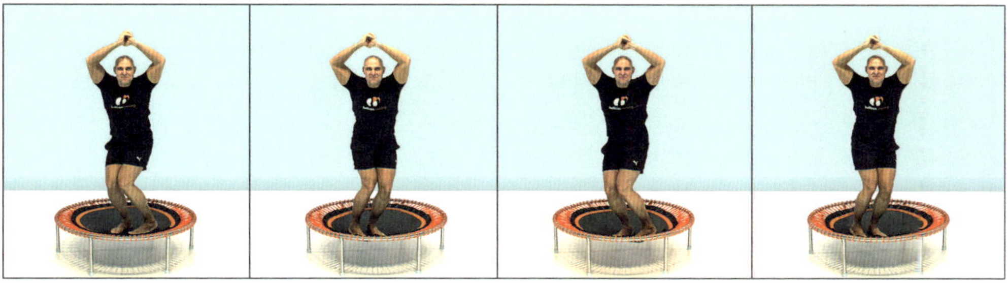

5. Übung

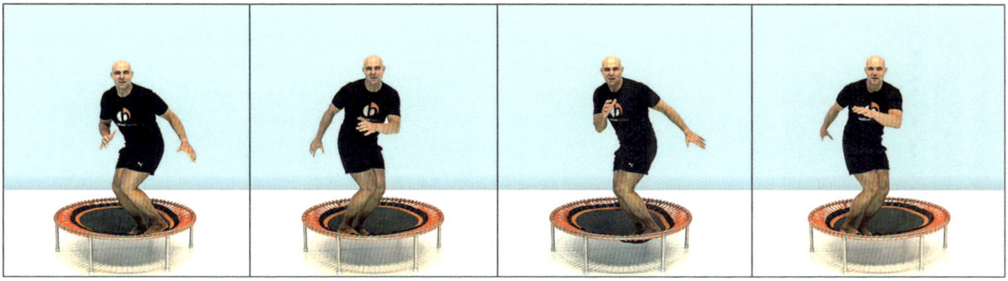

Woche 4 – Tag 3

Willkommen zum Bauch-HIT auf dem Trampolin, dem „high intensity training“ für Ihre Körpermitte.

1. Übung: Sie schwingen sich wie immer ein. Eine Minute alles locker durchbewegen und warm machen.

2. Übung: Setzen Sie sich auf die Matte, so dass Ihre Füße mit dem Rahmen abschließen. Schwingen Sie mit dem Po auf der Matte und nehmen Sie die Arme vor sich. Wir erzeugen eine Bauchspannung. Bleiben Sie rund nach vorne gebeugt. Schwingen Sie locker eine Minute lang auf dem Po.

3. Übung: Schwingen Sie weiter wie in Übung 2. Nehmen Sie nun beide Beine vom Boden in die Luft und legen Sie sich etwas zurück. Sie bleiben aber trotzdem im Oberkörper rund nach vorn geneigt. Sie sehen jetzt aus wie eine Banane, die mit der Mitte der Rundung auf der Matte schwingt. Nehmen Sie die Arme höher Richtung Decke. Schwingen Sie eine Minute lang auf dem Po.

4. Übung: Sie schwingen weiter wie in Übung 3 und sind nur noch auf dem Po: Beine und Arme sind in der Luft. Nehmen Sie jetzt die Arme während des Schwingens seitlich nach außen. Dadurch erhöht sich die Spannung im Bauch noch einmal stark. Eine Minute.

5. Übung: Der Bauch brennt! Schwingen Sie weiter auf dem Po, die Beine in der Luft, die Arme seitlich ausgestreckt. Und jetzt versuchen Sie, die Beine zu sich ranzuziehen und den Oberkörper den Oberschenkeln entgegenzubewegen: Sie schwingen und ziehen sich zusammen. Das wird noch mal richtig intensiv. Wenn Sie das eine Minute durchhalten, dann sind Sie extrem gut!

Sollten Sie mittendrin abgesetzt und sich gefragt haben, ob das alles so seine Richtigkeit hatte, dann war es richtig! Denn diese vier Übungen am Stück haben es in sich. Das erfordert schon extreme Kraft und Ausdauer. Respekt, wenn Sie das durchgezogen haben!

2. Übung

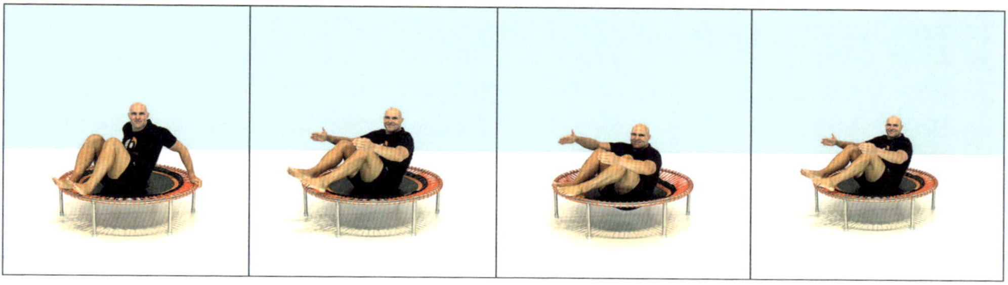

3. Übung

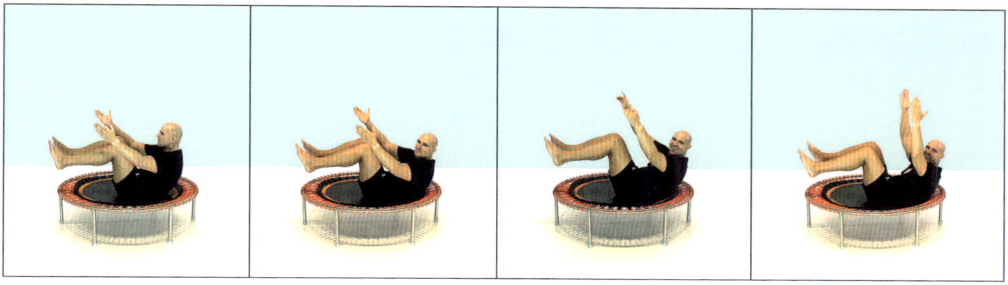

4. Übung

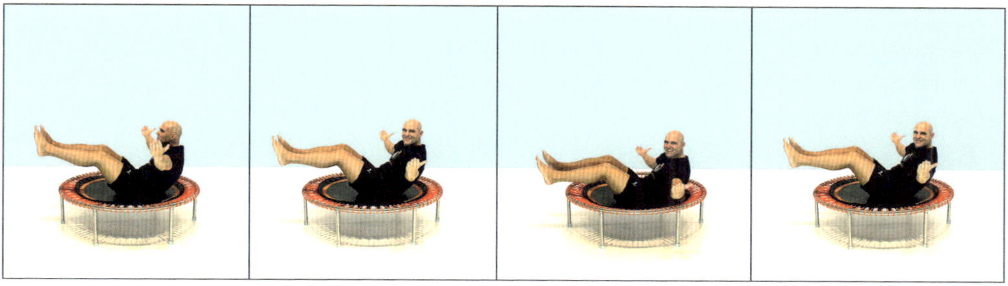

5. Übung

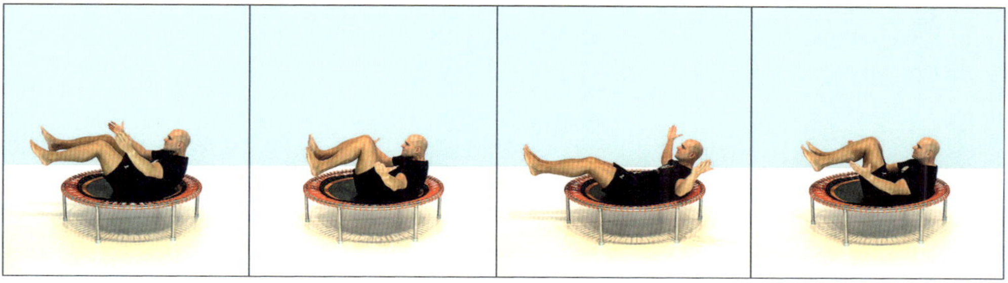

Woche 4 – Tag 4

Heute nehmen wir uns den Oberkörper und die Arme vor. Viele Menschen trainieren lieber den Bizeps, dabei bildet der Trizeps einen viel größeren Teil des Armes. Jetzt legen wir den Grundstein für straffe Arme.

1. Übung: Sie schwingen sich so wie immer ein. Eine Minute schwingen und aufwärmen. Gern können Sie sich auch ein wenig länger einschwingen, dagegen spricht nichts.

2. Übung: Steigen Sie wieder vom Trampolin und setzen Sie sich auf den Rand. Halten Sie sich mit beiden Händen am Rahmen fest. Die Handflächen zeigen nach vorne und Sie nehmen den Rahmen fest in die Hände. Lösen Sie nun den Po vom Rand und lassen Sie den Po vor dem Trampolin schweben. Gehen Sie mit dem Po so weit vom Gerät weg, dass, wenn Sie die Arme beugen, der Po am Gerät vorbei Richtung Boden kommen kann. Sie beugen die Arme so weit Sie können und kommen dann wieder hoch. Diese Übung nennt man Dips: Wir dippen den Po nach unten, und der Arm drückt den Körper wieder nach oben. Das Ganze machen Sie eine Minute lang.

3. Übung: Stützen Sie sich mit beiden Händen in die Mitte der Matte. Legen Sie bei Bedarf das Becken auf dem Rand des Trampolins ab, ansonsten bleiben Sie im Stütz schweben. Feste Bauchspannung, den Rücken stabil halten, die Arme leicht anbeugen. Schwingen Sie mit den Händen kräftig in die Matte und halten Sie die Arme in der Spannung. Eine Minute mit den Händen fest in die Matte schwingen und den ganzen Körper unter Spannung halten.

4. Übung: Bleiben Sie im Stütz. Nehmen Sie nun die Hände auf 9 Uhr und auf 3 Uhr, und zwar ganz an den Rand der Matte. Die Finger zeigen nach vorne. Sie gehen in einen Liegestütz und halten diesen Stütz in der Mitte fest. Dann erzeugen Sie mit den Händen eine Schwingung in der Matte und das eine Minute lang. Anschließend lösen Sie, setzen sich auf das Trampolin und schwingen Sie nach.

5. Übung: Setzen Sie sich auf das Trampolin. Nehmen Sie die Beine etwas auseinander. Halten Sie sich mit beiden Händen in der Mitte, zwischen Ihren Knien, am Rahmen fest und lehnen Sie sich nach hinten. Lassen Sie die Schultern tief ziehen und die Arme ganz lang werden. Schieben Sie den Po auf der Matte nach vorne und den Rücken weiter nach hinten. Ziehen Sie sich währenddessen von einer zur anderen Seite. Genießen Sie die Dehnung.

2. Übung

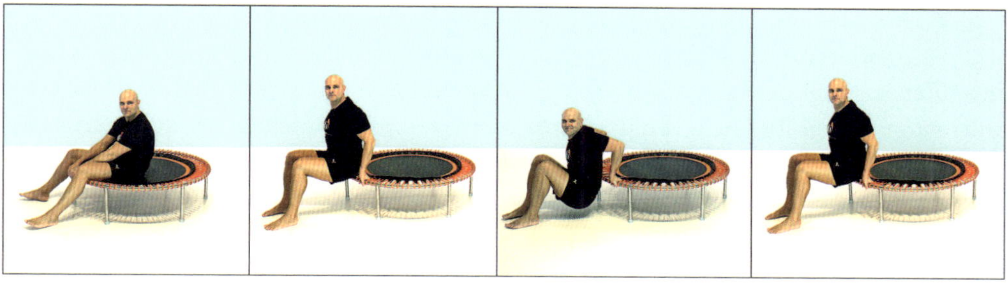

3. und 4. Übung

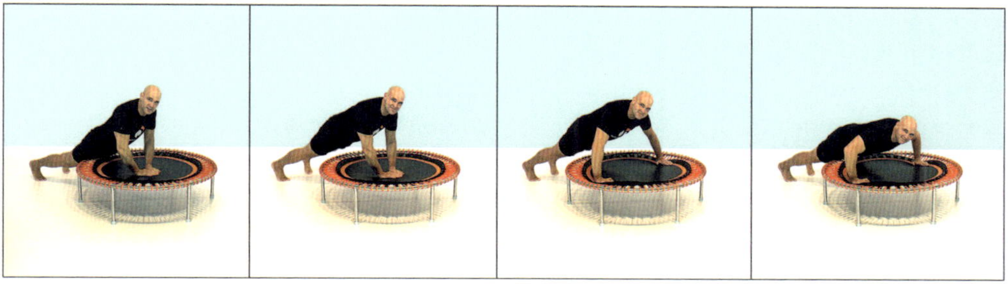

5. Übung

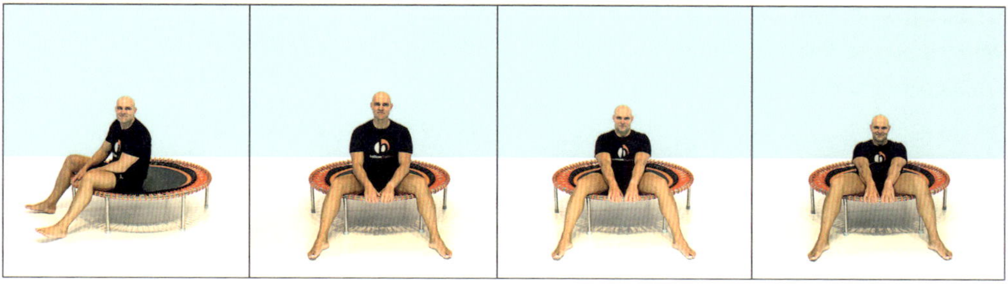

Woche 4 – Tag 5

Heute trainieren Sie Ihre Ausdauer. Sie können gern zu den folgenden Übungen zur Intensitätssteigerung kleine Gewichte hinzunehmen. Es gibt (auch von der Firma bellicon) extra für das Trampolinschwingen kleine Gewichtsbälle, die für intensivere Einheiten gut geeignet sind. Alternativ können Sie auch Kurzhanteln benutzen.

1. Übung: Sie schwingen sich wie immer warm und ein, ganz locker und ohne Stress. Nehmen Sie die Füße und die Arme bewusst mit und lassen Sie sich richtig auf die Matte ein. Genießen Sie die Aufwärmung.

2. Übung: Sie marschieren am Platz und heben dabei abwechselnd die Füße von der Matte. Nehmen die Arme locker mit und marschieren Sie eine Minute lang. Nutzen Sie hier schon Gewichte in den Händen, um eine höhere Intensität zu erreichen.

3. Übung: Marschieren Sie jetzt intensiver: Nehmen Sie die Knie vorne höher und schwingen Sie intensiv mit den Füßen abwechselnd in die Matte. Ziehen Sie die Knie so hoch, wie Sie können. Eine Minute lang.

4. Übung: Bleiben Sie wie in Übung 3. Nehmen Sie nun die Arme, während Sie „hoch" marschieren, seitlich nach außen, immer hoch und runter. Die Arme bewegen sich im Rhythmus Ihres Marschtempos. Eine Minute.

5. Übung: Sie marschieren weiter mit den Knien hoch und nehmen jetzt die Arme ausgestreckt vor sich. Sie können die Arme aktiv vor- und zurückbewegen, um die Intensität noch zu steigern. Oder, um den Bauch intensiver zu trainieren, halten Sie die Arme einfach nur vor sich ausgestreckt. Mit zusätzlichen Gewichten erzeugen Sie eine Riesenspannung und einen tollen Effekt.

Das Training soll Ihnen Spaß machen und Sie fordern, aber nicht kaputt machen. Viel bringt nicht immer viel, das gilt auch hier. Wenn Sie keine Gewichte nutzen, dann ist das völlig okay. Die Übungen haben trotzdem ihren Effekt.

2. Übung

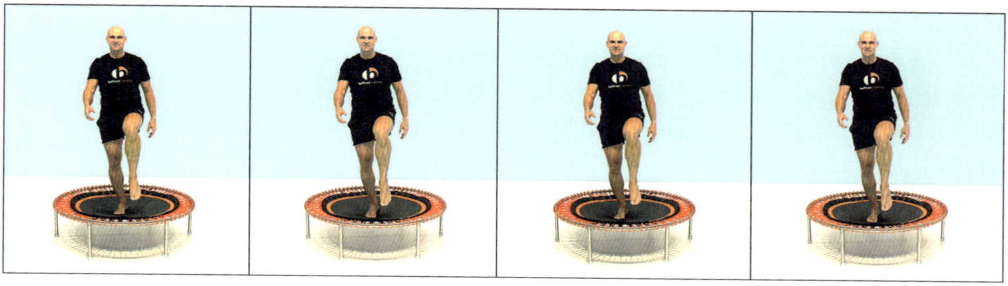

3. Übung

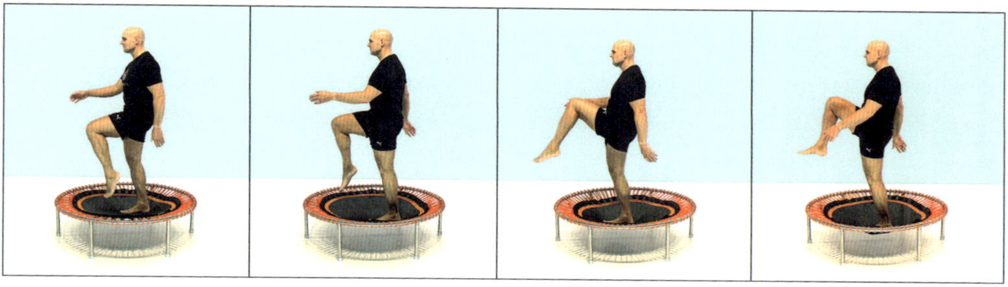

4. Übung

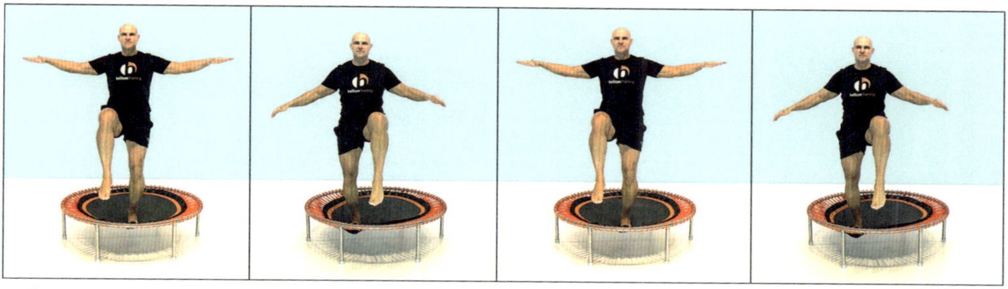

5. Übung

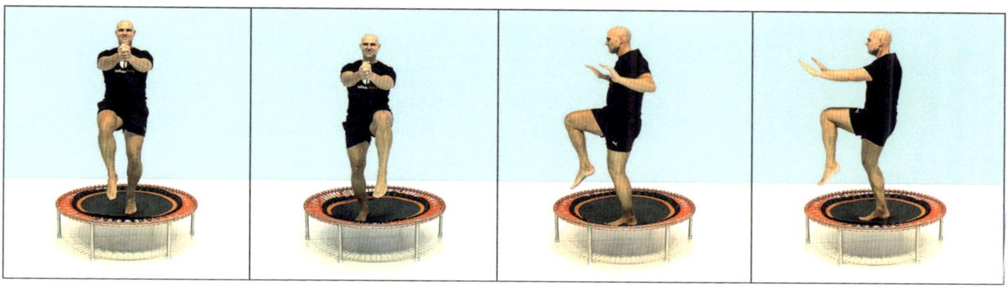

Woche 4 – Tag 6

Wir schweben heute ein bisschen über der Matte und genießen die Schwerelosigkeit. Anstrengend war gestern, heute ist Gleiten, Schweben und Koordination angesagt.

1. Übung: Sie schwingen sich wie gehabt eine Minute lang ein. Leicht, locker und mit den Armen.

2. Übung: Nehmen Sie die Füße rechts und links an den Rand der Matte. Schwingen Sie von einer zur anderen Seite, lassen Sie dabei die Füße immer am selben Punkt, nur indem Sie das Gewicht verlagern. Heben Sie die Füße von der Matte und genießen beim Seitenwechsel die Schwerelosigkeit. Immer wenn Sie eintauchen, drücken Sie die Ferse fest in die Matte. Sie können die Fersen beim Schwingen immer leicht mit eindrehen, so dass die Fersen zur Mitte zeigen, das hilft bei der Hüftmobilisierung.

3. Übung: Weiter wie in Übung 2, nur strecken Sie jetzt die Arme seitlich raus. Nehmen Sie sie bis zur Waagrechten hoch, und wenn Sie fit sind, bis über den Kopf in die Senkrechte. Versuchen Sie immer den Arm auf der Seite seitlich rauszunehmen, in die Sie gerade eintauchen: Tauchen Sie rechts ein, dann ziehen Sie den rechten Arm rechts raus, tauchen Sie links ein, ziehen Sie den linken Arm links raus. Eine Minute auf dieser Seite.

4. Übung: Bleiben Sie in der Schwingung und wechseln Sie mit dem Arm zur anderen Seite, so wie in Übung 3 beschrieben. Eine Minute.

5. Übung: Koordinativ anspruchsvoller wird es, wenn Sie die seitliche Schwingung aus Übung 3 und 4 beibehalten und beide Arme gleichzeitig nach vorne oder gleichzeitig nach oben nehmen oder das Ganze im Wechsel machen. Versuchen Sie es! Eine Minute lang, anschließend ausschwingen und genießen.

Im Online-Coaching zeige ich Ihnen im Video zu diesem Tag zwei etwas schwerere Alternativen. Freuen Sie sich drauf!

2. Übung

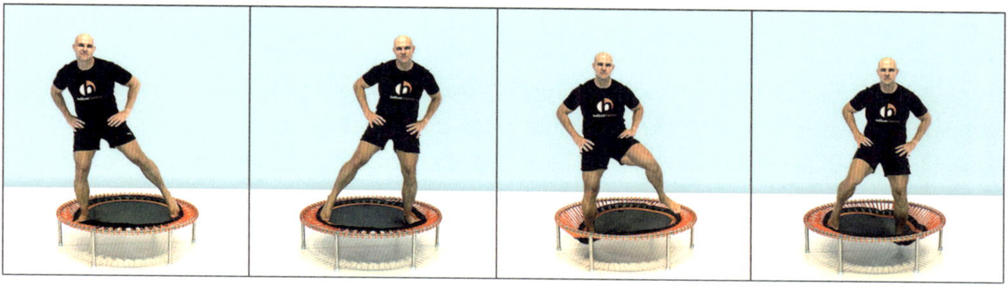

3. und 4. Übung

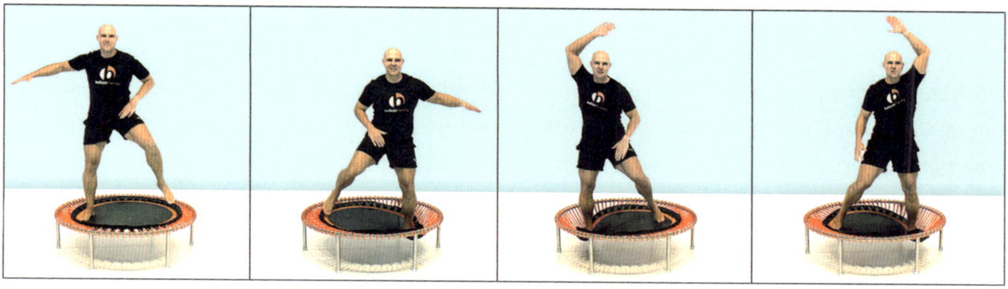

5. Übung

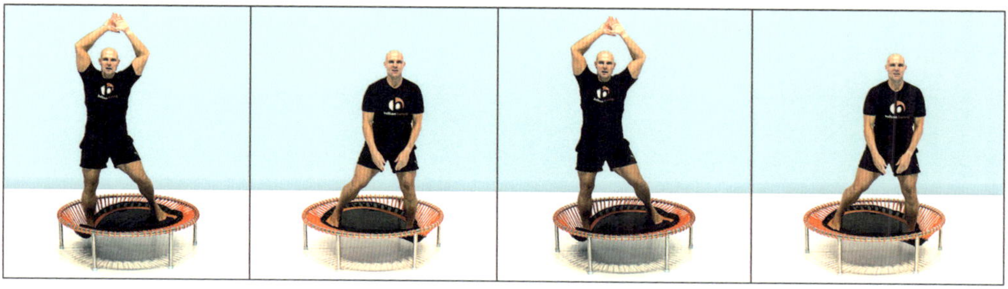

Woche 4 – Tag 7

Das ist der letzte Tag des 4-Wochen-Programms, aber nicht das letzte Video, das Sie online sehen. Sie können und sollen nämlich weitermachen! Im Online-Video zu diesem Trainingstag habe ich ein paar kleine Gags eingebaut, die sollten Sie sich nicht entgehen lassen! Heute wird es ein letztes Mal etwas schwieriger.

1. Übung: Auch dieses Mal schwingen Sie sich ganz normal ein, denn Aufwärmung muss sein. Deshalb locker einschwingen.

2. Übung: Sie machen große Wechselschritte. Ziehen Sie direkt die Arme mit vor und zurück, schieben Sie sie schön weit nach vorne und ziehen Sie sie ebenfalls schön weit zurück. Ziehen Sie sich richtig in die Länge. Machen Sie sich groß. Schieben Sie auch die Hüfte immer mit nach vorne, um die Streckung noch zu verstärken. Eine Minute.

3. Übung: Bleiben Sie in dem intensiven Wechselschritt. Nehmen Sie die Beine etwas weiter auseinander, damit die Spannung mehr in den Beckenboden verläuft. Ziehen Sie nun die Arme seitlich über den Kopf und unten vor dem Bauch überkreuz, so dass Sie beim Schwingen einen Kreis mit den Armen beschreiben. Eine Minute.

4. Übung: Bleiben Sie in der Schwingung, machen Sie weiter die Kreisbewegung mit den Armen, aber kreuzen Sie die Hände diesmal hinter dem Po. Wechseln Sie intensiv von einem Fuß auf den anderen und drücken Sie die Füße fest und intensiv in die Matte. Eine Minute lang, dann ausschwingen und absteigen.

5. Übung: Setzen Sie sich mit dem Po in die Mitte des Trampolins. Schwingen Sie mit dem Po in die Matte hinein. Nehmen Sie die Arme und die Beine in die Luft und schwingen Sie intensiv. Versuchen Sie eine Runde auf dem Po zu machen: Schwingen Sie im Kreis!

Anschließend legen Sie sich auf die Matte, entspannen ein bisschen und genießen die Tatsache, dass Sie es geschafft haben. Ich bin megastolz auf Sie!

2. Übung

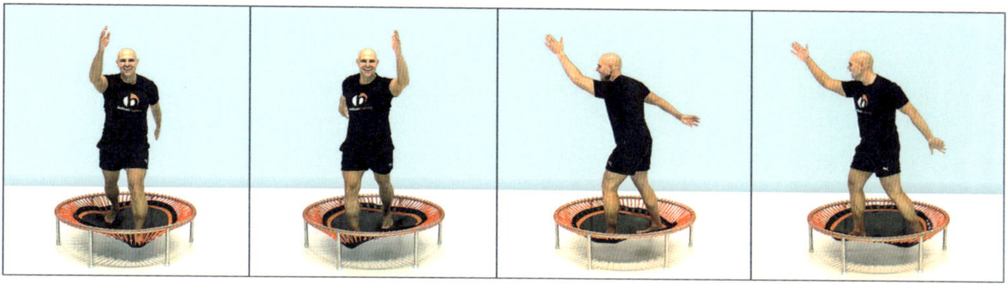

3. Übung

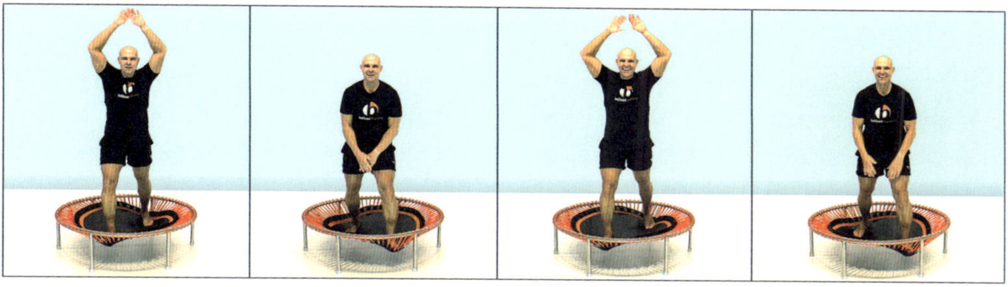

4. Übung

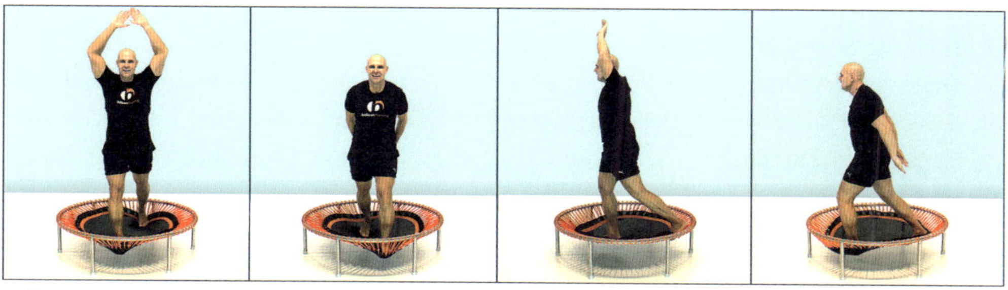

5. Übung

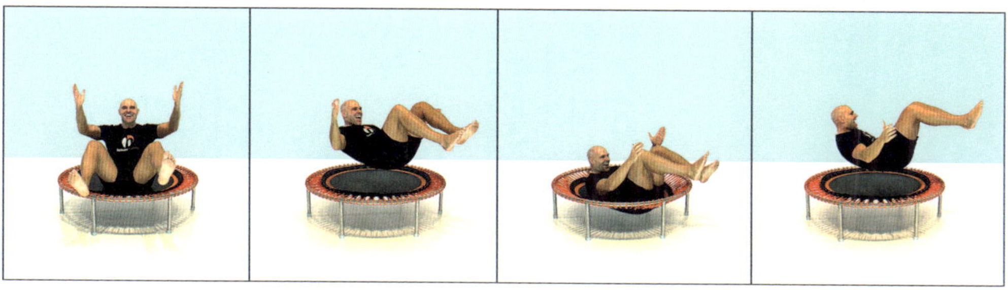

Wie geht's weiter?

Es gibt keinen Grund, traurig zu sein. Sie können ja weitermachen, entweder allein oder mit mir, wie Sie mögen! Sie können gern die App freischalten oder sich im Online-Portal einen Dauerzugang verschaffen, überhaupt kein Problem. Im Online-Portal werden täglich neue Videos, Trainings und Informationen hinzugefügt, so dass sich hier ein dauerhafter Zugang wirklich empfiehlt. Ich bin mir sicher, wenn Sie dieses Buch aufmerksam gelesen und das Programm mitgemacht haben, dann wissen Sie, wie gut das tut und was das Trampolin tatsächlich für Sie leistet.

Für die Zukunft empfehle ich Ihnen, die kurzen Einheiten einfach beizubehalten. Sie sind intensiv, praktisch, jederzeit durchführbar und effektiv. Sie haben nun eine neue positive Gewohnheit!

Darum geht es mir bei den Fünf-Minuten-Einheiten: ein neues Verhaltensmuster anzulegen. Die Anfangshürden sind so tief gelegt, dass Sie einen guten Einstieg finden und daraus ein neues Verhaltensmuster generieren können. Wenn mir das gelungen ist, dann haben wir beide sehr viel erreicht, denn das gehört mit zum Schwierigsten, das man sich vorstellen kann: einen erwachsenen Menschen zu einem neuen Verhaltensmuster zu bringen. Haben Sie die letzten Wochen mit mir und den Videos verbracht, dann lassen Sie es nun nicht abreißen, sondern bleiben Sie dran! Dann steht einem langen, beschwingten und gesunden Leben nichts mehr im Wege.

Lassen Sie uns doch noch mal in den kleinen Fragebogen schauen, den Sie vor Trainingsbeginn ausgefüllt haben, und sehen, ob Sie eine Verbesserung verzeichnen können. Aber stopp: Blättern Sie jetzt nicht zurück zu dem alten Fragebogen, sondern nehmen Sie einen Stift und füllen Sie den folgenden Fragebogen erneut aus: mit dem, was Sie gerade jetzt fühlen und denken. Denken Sie wieder nicht allzu lange über die Antworten nach, sondern machen Sie einfach spontan Ihr Kreuz im Kästchen. Jetzt dürfen Sie nachsehen, was Sie im ursprünglichen Fragebogen angekreuzt haben.

	HABEN SIE …	1	2	3	4	5	6
1	Rückenschmerzen?						
2	Gelenkschmerzen?						
3	Muskelschmerzen?						
4	Probleme beim Wasserlassen oder Wasserhalten?						
5	Luft- oder Atemprobleme?						
6	Verdauungsprobleme?						
7	Gewichtsprobleme?						
8	Konzentrationsprobleme?						
9	Gleichgewichtsstörungen?						
10	Schlafstörungen?						

Wie geht's Ihnen? Hat Ihnen das Training etwas gebracht? Sind Sie überzeugt davon, dass dieses Gerät nicht in den Keller wandert, sondern sichtbar in Ihrer Wohnung stehen bleibt und genutzt wird? Genießen Sie die ganzen Vorteile und die tollen Effekte. Es ist nie zu spät, um anzufangen, und mit dem Trampolin kann das einfach jeder, egal wie fit oder unfit, egal bei welchen Beschwerden. Es ist ein Gerät, das Ihnen Freude und Gesundheit bringen kann und wird.

Ich hoffe, mein Buch hat Sie überzeugt, und wir bleiben in Kontakt und Sie am Ball bzw. in diesem Fall am Schwingen. Ich wünsche Ihnen sehr, dass Sie damit fit und gesund bleiben. Die Figur ist Nebensache und regelt sich durch das Schwingen nach und nach von ganz alleine, Sie werden sehen.

Ich wünsche Ihnen für die Zukunft eine beschwingte, fröhliche Zeit, aber vor allem Gesundheit. Denken Sie an den Spruch des Philosophen Arthur Schopenhauer: „Gesundheit ist nicht alles, aber ohne Gesundheit ist alles nichts!"

In diesem Sinne: Bleiben Sie gesund und schwingen Sie wohl! Und jetzt bei www.give-me-five.tv anmelden oder einloggen und einen Kurs mitmachen! Ich wünsche Ihnen noch viele beschwingte Stunden in der Schwerelosigkeit – los geht's!

Danksagung

Ich bin unendlich dankbar für die Gelegenheit, dieses Buch schreiben zu dürfen und somit Menschen durch Wissen helfen zu können. Menschen durch ein wenig mehr Wissen über sich und ihren Körper zu viel mehr Lebensqualität zu verhelfen ist für mich das Großartigste, was man auf dieser Welt erleben darf. Ich danke hier insbesondere Evert de Boer und Raphael Nick, dass sie mir ihr Vertrauen geschenkt haben und an mich und das Buch geglaubt haben. Mein Dank gilt auch Christoph Wosnitza, der mir vor Jahren ein bellicon-Mini-Trampolin zur Verfügung gestellt hat und mich somit mit diesem „Wunder" infiziert hat.

Auch dieses Mal muss ich mich bei meiner Familie, meiner Frau und meinen drei Kindern von Herzen bedanken, die während des Schreibens sehr viel auf mich verzichten mussten. Auch für dieses Buch stand mir mein Team mit so viel Liebe und Tatendrang und Aufopferung zur Seite, dass ich nur sagen kann: Danke! Bastian Frank hat wieder viel Geduld und Herzblut bei der Erstellung der Bilder und Videos bewiesen und viele tolle Dinge im Online-Portal für Sie umgesetzt! Tatiana Hoin bewies sehr viel Mühe und Geduld bei den Fotostrecken und Videos. Simon Meurer leistete wieder eine grandiose Arbeit mit der Trampolin-App, ihm verdanken wir die mobile Trainingsversion dieses Buches. Auch dieses Mal gebührt ein riesiges Lob und Dankeschön für die fachliche und wissenschaftliche Unterstützung meinem Freund, Weggefährten und Mitstreiter im Kampf um die Umsetzung von Wissen zur Erlangung ewiger Jugend und Gesundheit, Herrn Dr. med. Volker Zitzmann, dem wandelnden medizinischen Almanach des 21. Jahrhunderts.

Linda Haus gebührt ein ganz großes Dankeschön für ihre Geduld und Mühe bei den Foto-, Dreh- und Schreibarbeiten und ihre immerwährende Kontrolle und Korrektur am Set und am Manuskript. Auch die tollen Making-Of-Videos und Fotostrecken sind ihr Verdienst. Marina Bartel, Marianne Gruschke, Maria Groos, Andreas Eilberg sowie Andrea Kossmann danke ich für das „Mitlesen" und Mutzusprechen während der Schreibzeit.

Bei Katja Koschate von meinem Verlag bedanke ich mich von ganzem Herzen, dass sie mich so schreiben lässt, wie ich es tue, und mich so wirken lässt, wie ich bin, um dem Leser ein echtes Bild von mir zu geben. Linda Strehl danke ich für ihr Lektorat und ihre kritischen Anmerkungen, um dieses Buch perfekt zu machen.

Und ja, ich mag immer noch keine Danksagungen schreiben, denn ich habe mit Sicherheit jemanden vergessen. Deshalb nochmal an dieser Stelle: Danke an alle! Ich danke allen Freunden, Verwandten, Mitgliedern, Kunden und Studenten für die seelische und moralische Unterstützung und die Geduld mit mir in dieser Zeit! Es war wieder eine sehr lehrreiche Zeit, in der dieses Buch entstanden ist. Und ich danke dem Verlag, dass er mir die Möglichkeit gegeben hat, dieses Werk zu verfassen und mein Wissen unter die Menschheit zu bringen.

Zum Schluss möchte ich meinen Eltern danken, die mir immer das Gefühl geben, den Menschen etwas Besonderes und Wertvolles mitgeben zu können und mit Wissen etwas Gutes zu tun, und mich darin bestätigen weiterzumachen.

Liebe Leserin, lieber Leser, vielen Dank für Ihre Zeit, Ihr Interesse, Ihre Kommentare und Ihr Vertrauen. Melden Sie sich, wenn Sie Fragen haben, denn dafür bin ich da!

Es schwingt Sie herzlichst

Ihr
Manuel Eckardt

Register

Für eine starke Wirbelsäule in nur 5 Minuten

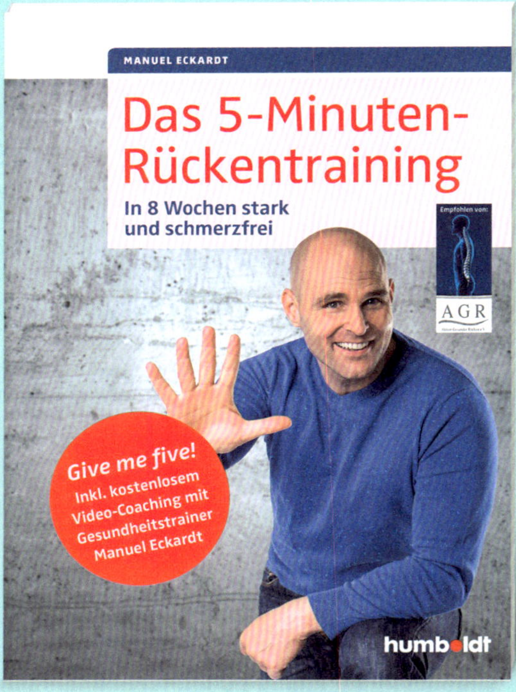

- 8 Wochen, 5 Minuten pro Tag: effektive Übungen gegen Rückenschmerzen und -beschwerden
- Mehr als ein Trainingsbuch: Manuel Eckardt ergänzt das Übungsprogramm mit kostenlosem Online-Coaching
- Von der Zeitschrift ÖKO-Test mit der Gesamtnote GUT bewertet

Stand 2025. Änderungen vorbehalten.

Manuel Eckardt

Das 5-Minuten-Rückentraining

4. Auflage
208 Seiten
15,5 x 21,0 cm, Softcover
ISBN 978-3-89993-867-8
€ 22,00 [D] · € 22,70 [A]

Der Ratgeber ist auch als eBook erhältlich.

humboldt
... bringt es auf den Punkt.

Mit Faszientraining Beschwerden lindern

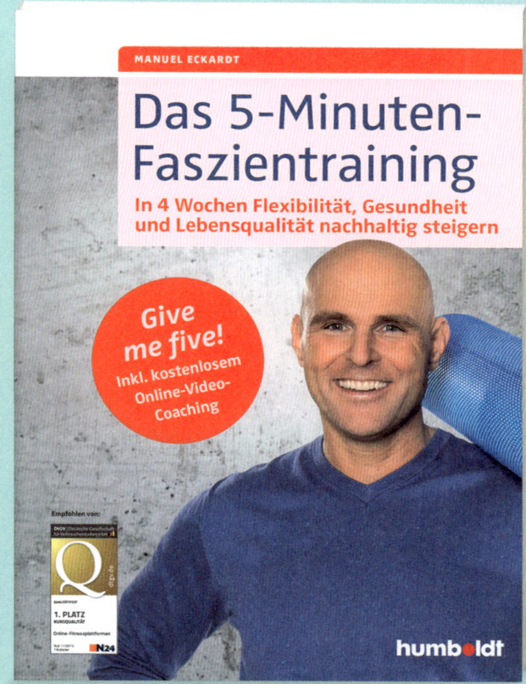

- Leichte Übungen mit Sofortwirkung – ganz ohne Hilfsmittel durchführbar
- Für ein gesundes Fasziengewebe, das nachhaltig zu einer hohen Lebensqualität und Gesundheit im Alter beiträgt
- Mehr als ein Trainingsbuch: Manuel Eckardt ergänzt das Übungsprogramm mit kostenlosem Online-Coaching

Stand 2025. Änderungen vorbehalten.

Manuel Eckardt

Das 5-Minuten-Faszientraining

3. Auflage
144 Seiten
15,5 x 21,0 cm, Softcover
ISBN 978-3-89993-892-0
€ 19,99 [D] · € 20,60 [A]

Der Ratgeber ist auch als eBook erhältlich.

humboldt
... bringt es auf den Punkt.

Auf dem Gipfel der Gesundheit

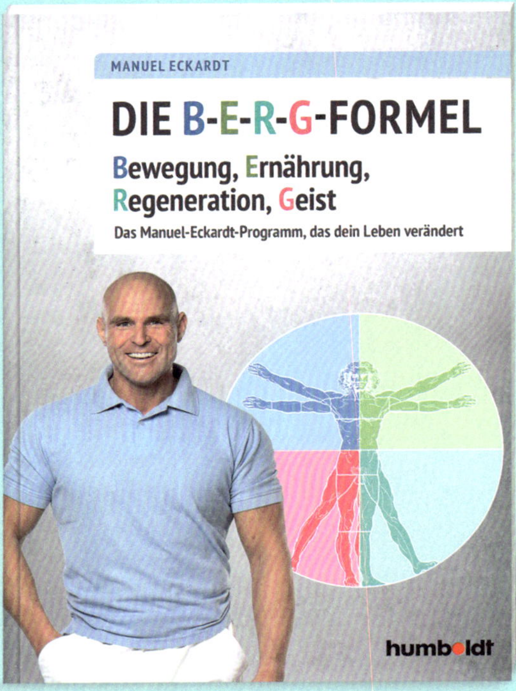

- Vier Wochen, 45 Minuten pro Tag: persönliches Coaching vom Gesundheitsexperten
- Online-Video-Coaching und weiterführende Infos unter www.die-B-E-R-G-formel.de
- Für alle, die ihre Gesundheit ganzheitlich und langfristig fördern möchten – aber auch für Ärzte, Physiotherapeuten, Personal Trainer, Fitnesstrainer, Heilpraktiker oder Ernährungsberater

Stand 2025. Änderungen vorbehalten.

Manuel Eckardt

Die B-E-R-G-Formel

192 Seiten
15,5 x 21,0 cm, Softcover
ISBN 978-3-8426-3009-3
€ 19,99 [D] · € 20,60 [A]

Der Ratgeber ist auch als eBook erhältlich.

humboldt

... bringt es auf den Punkt.

Einfach richtig atmen – gar nicht so leicht!

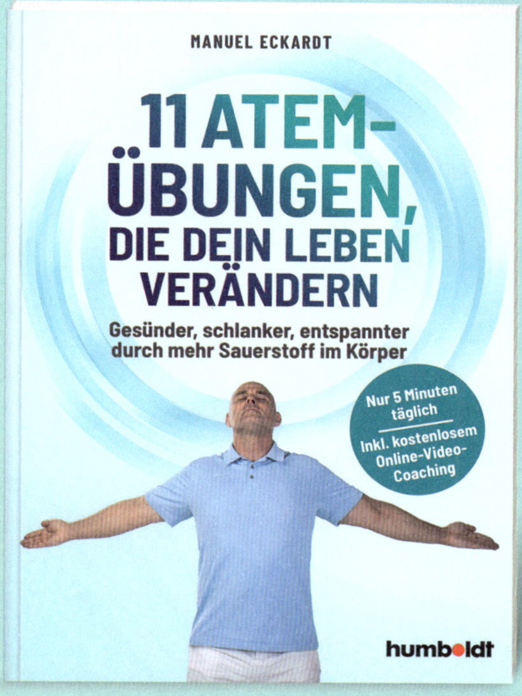

- Ganzheitliche Atemübungen: Effektive Body-Mind-Übungen, die die Atmung und Konzentration verbessern
- Gesundheitliche Vorteile: Atemtechniken, die sich positiv auf den Blutdruck, das Immunsystem und die sportliche Leistung auswirken
- Stressbewältigung: Spezielle Atemübungen zur Entspannung und zur Reduktion von Nervosität und Anspannung

Stand 2025. Änderungen vorbehalten.

Manuel Eckardt

11 Atem-Übungen, die dein Leben verändern

192 Seiten
15,5 x 21,0 cm, Softcover
ISBN 978-3-8426-3187-8
€ 22,00 [D] · € 22,70 [A]

Der Ratgeber ist auch als eBook erhältlich.

humboldt
... bringt es auf den Punkt.

Bibliografische Information der Deutschen Nationalbibliothek
Die Deutsche Nationalbibliothek verzeichnet diese Publikation in der deutschen Nationalbibliografie; detaillierte bibliografische Daten sind im Internet über http://dnb.ddb.de/ abrufbar.

ISBN 978-3-89993-951-4 (Print)
ISBN 978-3-8426-8871-1 (PDF)
ISBN 978-3-8426-8872-8 (EPUB)

Fotos:
Titelfoto: Fotostudio Yasmine Schüßler, Weilburg
Übungsfotos: Manuel Eckardt, Weilburg
Alle anderen Fotos mit Manuel Eckardt: Fotostudio Yasmine Schüßler, Weilburg
Fotolia.com: milicanistoran: 18/19; Drobot Dean: 52/53

4. Auflage

Die Ratgebermarke der Schlütersche Fachmedien GmbH
Hans-Böckler-Allee 7, 30173 Hannover
www.humboldt.de
buchvertrieb@schluetersche.de
www.schluetersche.de

Aus Gründen der besseren Lesbarkeit wurde in diesem Buch die männliche Form gewählt, nichtsdestoweniger beziehen sich Personenbezeichnungen gleichermaßen auf Angehörige des männlichen und weiblichen Geschlechts sowie auf Menschen, die sich keinem Geschlecht zugehörig fühlen.

Lektorat: Linda Strehl, München
Layout: Groothuis, Lohfert, Consorten, Hamburg
Covergestaltung: semper smile Werbeagentur GmbH, München
Satz: Die Feder · Werbeagentur GmbH, Wetzlar
Druck und Bindung: Gutenberg Beuys Feindruckerei GmbH, Langenhagen

Gedruckt mit mineralölfrei hergestellten Druckfarben und Strom aus erneuerbaren Energien. Die eingesetzten Klebe- und Bindestoffe entsprechen den derzeitigen Umweltstandards, die vom RAL Institut für Gütesicherung und Kennzeichnung geprüft wurden. Die Druckplattenentwicklung erfolgte mit reduziertem Einsatz von Chemikalien.